A ARTE DO JIN SHIN

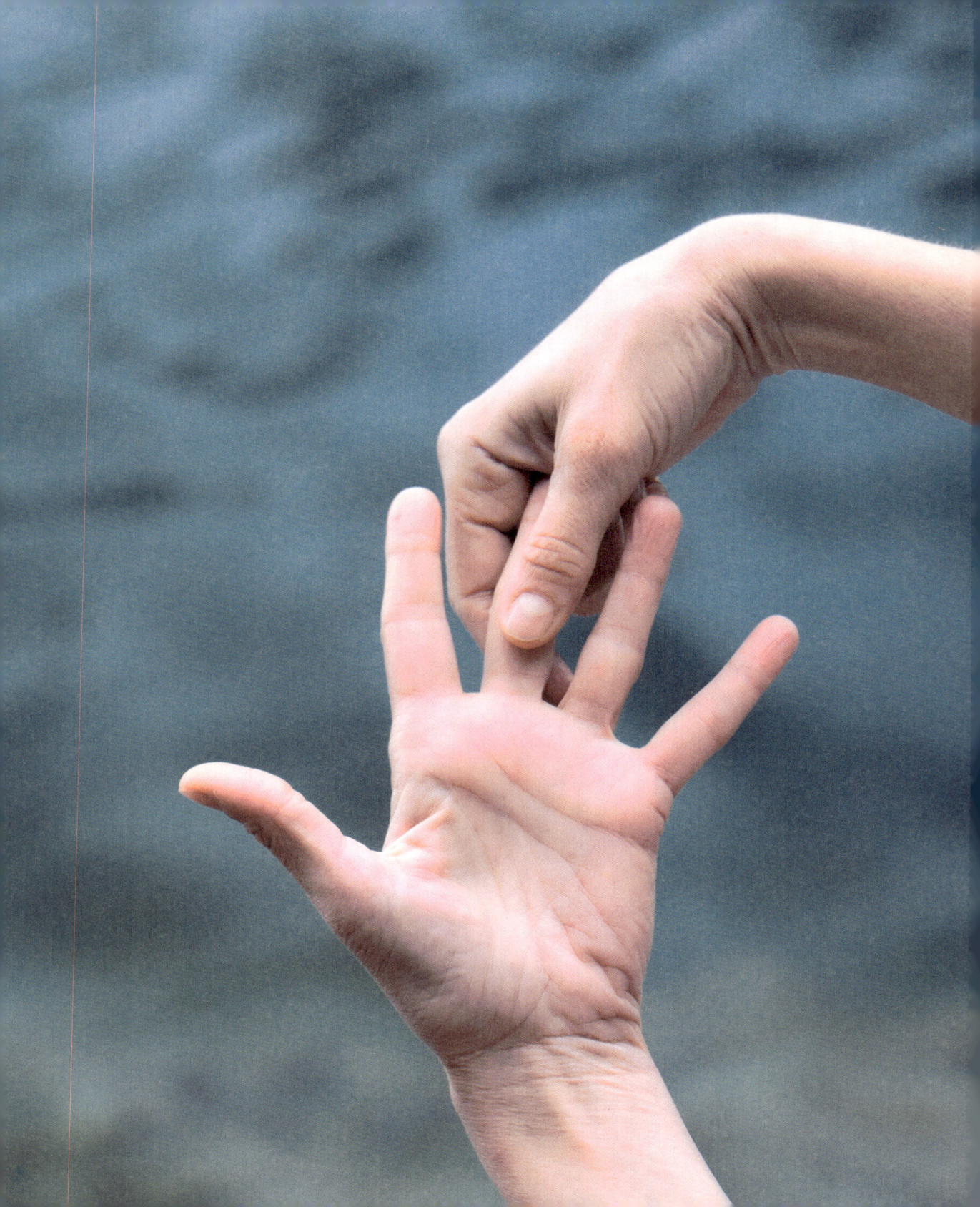

Alexis Brink

A ARTE DO JIN SHIN

A Prática Japonesa de Curar com a Ponta dos Dedos

Tradução
Newton Roberval Eichemberg

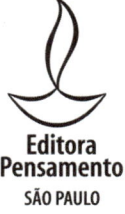

Editora Pensamento
SÃO PAULO

Título do original: *The Art of Jin Shin*.
Copyright © 2019 Alexis Brink.
Publicado mediante acordo com a editora original, Tiller Press, uma divisão da Simon & Schuster, Inc.
Copyright da edição brasileira © 2021 Editora Pensamento-Cultrix Ltda.
1ª edição 2021.

Todos os direitos reservados. Nenhuma parte deste livro pode ser reproduzida ou usada de qualquer forma ou por qualquer meio, eletrônico ou mecânico, inclusive fotocópias, gravações ou sistema de armazenamento em banco de dados, sem permissão por escrito, exceto nos casos de trechos curtos citados em resenhas críticas ou artigos de revista.

A Editora Pensamento não se responsabiliza por eventuais mudanças ocorridas nos endereços convencionais ou eletrônicos citados neste livro.

Obs.: Este livro não pode ser exportado para Portugal, Angola, Moçambique, Macau, São Tomé e Príncipe, Cabo Verde, Guiné Bissau.

Editor: Adilson Silva Ramachandra
Gerente editorial: Roseli de S. Ferraz
Revisão técnica: Érika Ramos e Maria Rita Guedes
Gerente de produção editorial: Indiara Faria Kayo
Editoração Eletrônica: Join Bureau
Revisão: Erika Alonso

Dados Internacionais de Catalogação na Publicação (CIP)
(Câmara Brasileira do Livro, SP, Brasil)

Brink, Alexis
   A arte do Jin Shin: a prática japonesa de curar com a ponta dos dedos / Alexis Brink; tradução Newton Roberval Eichemberg. – 1. ed. – São Paulo: Editora Pensamento Cultrix, 2021.

   Título original: The Art of Jin Shin
   ISBN 978-65-87236-91-9

   1. Acupressura 2. Terapia alternativa I. Título.

21-59128
                                                                                CDD-615.892
                                                                                NLM-WB 537

Índices para catálogo sistemático:
1. Acupressura: Poder de cura: Terapêutica   615.892
Maria Alice Ferreira – Bibliotecária – CRB-8/7964

Direitos de tradução para o Brasil adquiridos com exclusividade pela
EDITORA PENSAMENTO-CULTRIX LTDA., que se reserva a
propriedade literária desta tradução.
Rua Dr. Mário Vicente, 368 – 04270-000 – São Paulo – SP – Fone: (11) 2066-9000
http://www.editorapensamento.com.br
E-mail: atendimento@editorapensamento.com.br
Foi feito o depósito legal.

Aos meus filhos, Mara e Tyler Hutton, com amor incondicional.
Em memória de minhas avós – Carolina Venhof,
a primeira pessoa a acreditar no caminho que eu seguia,
e Hadasse Abram,
que, infelizmente, nunca tive
a oportunidade de conhecer.
Minha gratidão à minha mentora Philomena Dooley.

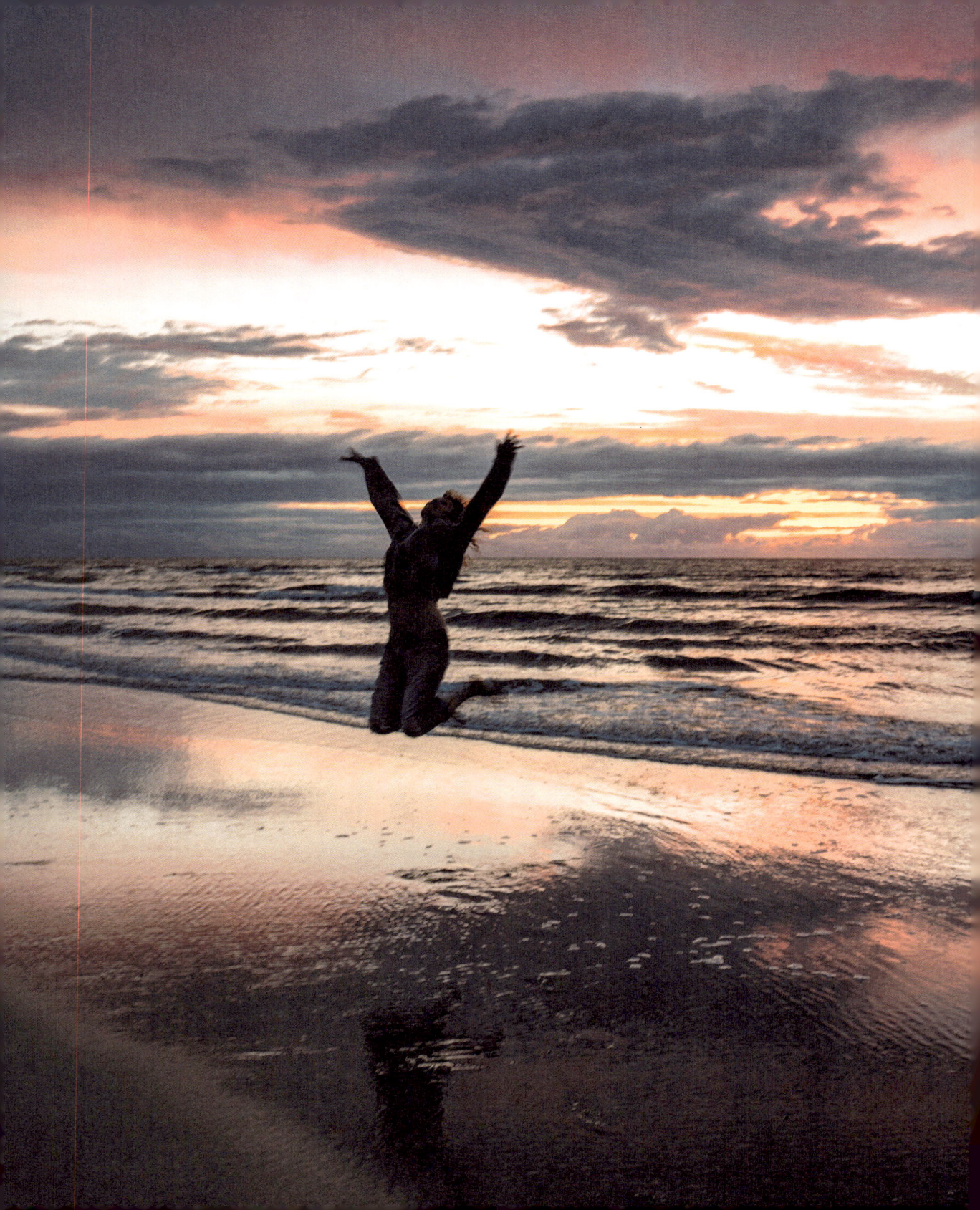

Sumário

Prefácio 9

Introdução 13

  1 O Efeito Jin Shin 19

  2 O Poder do Autocuidado 29

  3 O Ponto Inicial 37

  4 O Mapeamento dos Dedos 43

  5 Áreas de Segurança da Energia 51

  6 Os "Três Primeiros" Fluxos 63

  7 Os Fluxos dos Doze Órgãos 71

  8 Os Mudras 105

  9 Minifluxos, Rapidinhos e Fluxos Ascendentes e Descendentes 111

  10 A Enciclopédia de Sintomas 137

A Sabedoria Infinita do Jin Shin 213

Posfácio 217

Agradecimentos 219

Índice 223

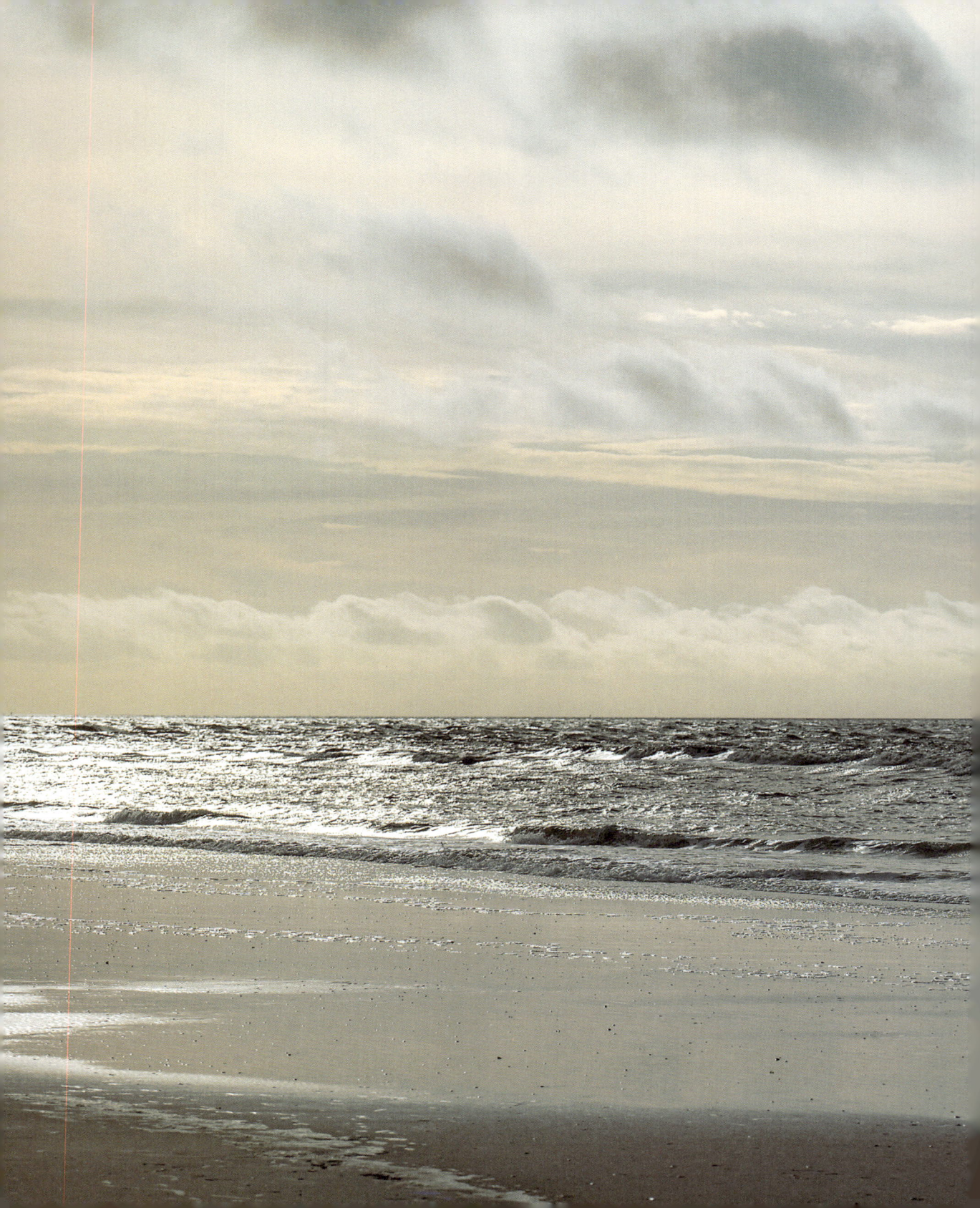

Prefácio

Por ELIZABETH CUTLER

Conheci a Arte do Jin Shin quando tinha 21 anos de idade, por intermédio de Daniel Tucker. Daniel e eu havíamos recentemente nos mudado para Telluride, no Colorado, onde ele estava iniciando as atividades de uma escola de arte chamada "Ah Haa" — como quando expressamos, de repente, que percebemos qual é o significado de alguma coisa. Eu era recém-graduada pela Universidade do Colorado, e tinha começado no meu primeiro emprego como recepcionista em um escritório imobiliário.

Naquela época, eu já havia desenvolvido um interesse por práticas que permitissem que o nosso corpo, bem como o nosso ser se sentissem em seu melhor estado naturalmente. Minha melhor amiga tinha falecido em decorrência de um câncer durante o ensino médio, e seu sofrimento me levou a pensar no que mais havia por aí. As drogas disponíveis naquela época a deixavam cada vez mais doente, e eu sentia um profundo anseio de explorar e aprender mais. Um anseio persistente. E que se assemelhava a outro que também senti antes que minha sócia, Julie Rice, e eu iniciássemos o SoulCycle.

Saí de Boulder para cursar meu primeiro ano de faculdade no exterior e fui morar em um mosteiro na Índia para me concentrar na meditação e depois viajar para Taiwan para estudar *tai chi* e o uso de ervas, na expectativa de que esses diversos ensinamentos ancestrais me dariam algumas respostas.

As experiências foram ricas e eu aprendi muito, mas havia algo que ainda estava faltando.

"Você dá uma volta no mundo para voltar à sua casa" era uma frase que Julie e eu sempre usávamos quando estávamos em busca de uma resposta no SoulCycle e encontavamos a resposta bem debaixo do nosso nariz. Isso acontecia com tanta frequência que ríamos desse fato.

Foi assim que me senti depois da minha terceira aula de Jin Shin em Telluride. O Jin Shin Jyutsu é uma forma mágica e, de certa forma, esotérica de medicina energética que Daniel havia estudado durante muitos anos com Mary Burmeister, a nipo-americana que trouxe a prática para os Estados Unidos. A introdução pela escola de aulas de "autoaplicação" nas noites de quinta-feira me deixou cusiosa. As pessoas chegavam às 17 horas, montando camas de campanha para trabalhar umas com as outras usando um livro que Mary havia escrito a partir dos estudos que realizara com seu professor, Jiro Murai. Nesse livro, assim como neste que o leitor tem nas mãos, há maneiras de tocar locais em seu próprio corpo, e no corpo de outras pessoas, que nos ajudam a restaurar caminhos energéticos que ficam bloqueados pela vida cotidiana.

Começávamos cada aula colocando as mãos sob as axilas, alcançando com os dedos a parte de trás da escápula enquanto nossos polegares tocavam a parte da frente do corpo, voltados para cima. Nós relaxávamos os ombros e começávamos a respirar 36 vezes, notando se no final daquelas respirações a nossa sensação era diferente da que sentíamos 36 respirações atrás. A resposta era sim, sempre sim. Às vezes, um grande "SIMMMMM" e, às vezes, um "sim" menor.

Simplesmente posicionando assim nossas mãos e saindo do caminho para permitir que a fonte de vida fluísse através de nós, podíamos nos tornar um "cabo de recarregar bateria para o nosso próprio corpo, ou para o de outras pessoas. (Eu sei que isso parece loucura, mas todos nós temos essa "fonte energética" que flui pelo nosso corpo, e tudo bem – apenas experimente alguns dos toques (*holds*)* simples apresentados neste livro, e eu prometo que você também sentirá isso.) Podemos ser um "cabo de recarregar bateria" para ligação

---

* Locais que funcionam como pontos de apoio. (N. do T.)

direta com o nosso próprio corpo ou com o corpo de outra pessoa, e usar uma série de toques aplicados em áreas de energia específicas para desbloquear a incrível e ancestral sabedoria da Arte do Jin Shin.

E a coisa mais incrível era que cada vez que fazíamos isso, reconhecíamos um acréscimo em nossa base energética e uma eficiência maior na capacidade do nosso corpo de encontrar homeostase.

Trinta e seis respirações e eu me vi cativada, fazendo autoaplicação todos os dia. Continuei a me instruir o máximo que pude, até que, finalmente, comecei a praticar em outras pessoas. Não estou exagerando quando digo que reconheci nessa prática uma das maiores dádivas para toda a humanidade: era acessível a todos por meio da respiração, e não exigia ferramentas nem habilidades especiais.

Em todos os anos de prática e amor pelo Jin Shin, eu nunca consegui entender por que essa arte de cura continuava tão desconhecida – é por isso que eu quis escrever este prefácio. A Arte do Jin Shin continua a mudar minha vida, me dando a força, a resistência e a profundidade para construir um grande negócio, permanecer alicerçada em minhas crenças fundamentais, e fazer o melhor que posso para permitir que energia flua livremente através da minha vida e do meu trabalho a cada dia.

Eu prosperei na prática do Jin Shin durante quinze anos antes de começar o SoulCycle. Adorei a prática e experimentei muitas das coisas às quais Alexis faz referência neste livro. O maior obstáculo para mim era explicar o que eu fazia quando estava sentada ao lado de alguém em um jantar. Geralmente funcionava, mas estou aliviada pelo fato de a Alexis ter escrito este livro para ajudar a Arte do Jin Shin a se tornar acessível a pessoas como o meu eu de 21 anos de idade – e a qualquer pessoa a quem estas páginas possam ajudar atualmente.

Sou extraordinariamente grata a todos os professores e profissionais que compartilharam sua sabedoria para que a Arte do Jin Shin pudesse permanecer viva. Jin Shin foi a maior e mais consistente dádiva que recebi em minha vida.

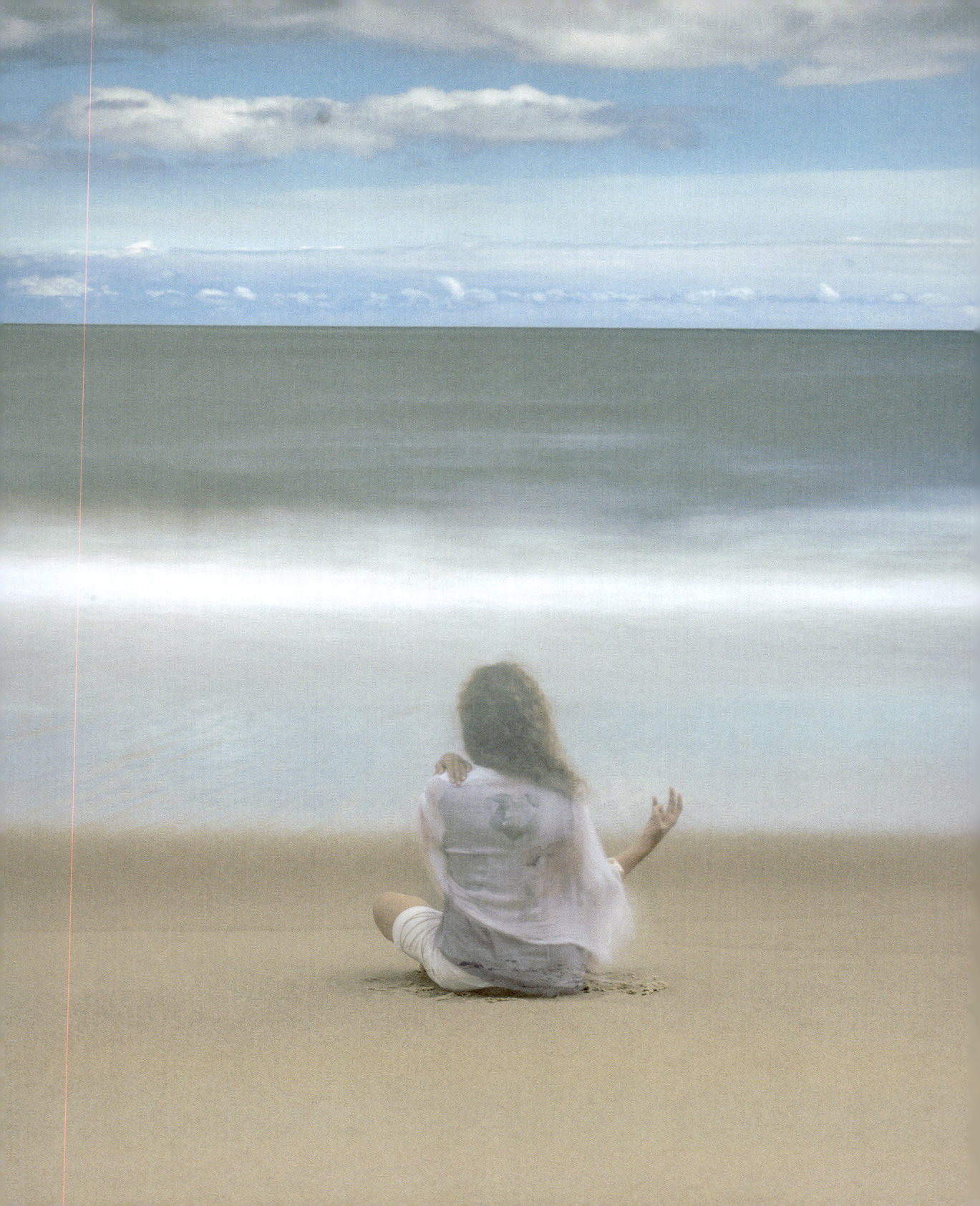

Introdução

O livro que tem em mãos tem por objetivo fornecer uma introdução básica aos fundamentos e princípios da Arte do Jin Shin.

Talvez você já tenha algum conhecimento sobre a forma simples e eficaz de medicina energética chamada Arte do Jin Shin, ou talvez tenha entrado em contato com este livro sem qualquer conhecimento prévio da modalidade de cura energética que exploraremos nas páginas a seguir. Embora essa prática tenha muitos milhares de adeptos em todo o mundo – desde os meus clientes de Nova York, passando por prisioneiros em um cárcere na província indiana de Gujarat e por vários programas hospitalares nos Estados Unidos, até os muitos homens, mulheres e crianças que foram ajudados pelo Jin Shin em seu lugar de origem, no Japão – o Jin Shin Jyutsu ainda não se tornou um nome familiar.

Inicialmente, ele se difundiu por todo o Japão graças ao trabalho de transmissão desse conhecimento por Jiro Murai, o fundador do Jin Shin, na primeira década do século XX e, a seguir, em uma atividade de difusão mais ampla promovida por seus discípulos, principalmente Mary Burmeister e Haruki Kato, a modalidade de cura energética foi introduzida pela primeira vez ao leitor norte-americano há mais vinte anos, por meio do livro *The Touch of Healing* [O Toque da Cura], de Alice Burmeister e Tom Monte. Desde então, muitas coisas mudaram e evoluíram na concepção dominante de saúde, com práticas medicinais e de cura integrativa, como yoga, meditação, acupressura, acupuntura, Reiki, terapia craniossacral e reflexologia (para citar apenas algumas), se tornando cada vez mais populares no Ocidente.

Em comparação com suas irmãs mais amplamente conhecidas, a Arte do Jin Shin se manteve como um segredo relativamente bem guardado. Com este livro, a minha intenção é introduzir a um público mais amplo o acesso aos poderes de cura e de restauração da saúde que se pode obter por meio dessa Arte.

No mundo moderno, eternamente agitado por uma corrida desenfreada, nunca houve um momento melhor do que este para disseminar a palavra de uma autocura simples. A tecnologia se tornou parte inseparável de nossas vidas cotidianas, e muitos de nós estão à procura de um relacionamento mais integrado entre corpo, mente e espírito.

Se você procura neste livro um alívio para uma determinada enfermidade, desde um mal menor até um sintoma importante, ou se você está procurando estabelecer uma rotina de autocuidado para menter a saúde do seu corpo, da sua mente e do seu espírito – ou se você está simplesmente curioso sobre a abordagem holística do Jin Shin pelo autocuidado – nas próximas páginas você vai aprender habilidades simples e eficazes para lidar com diferentes tipos de queixas comuns.

Você também descobrirá uma profundidade surpreendente emergindo da prática, pois Jin Shin é uma arte que permite conexão, crescimento ilimitado e expressão do artista criativo que existe em você. Vinda de uma família de sobreviventes do Holocausto, com um legado histórico de dor, perda e sofrimento de gerações, descobri que minha prática e estudo do Jin Shin abriram meu coração de formas que eu não havia necessariamente esperado. Dando-me a graça da conscientização sobre a minha relação com uma energia e consciência mais elevadas, a filosofia e a prática do Jin Shin me lembram de que existe algo maior do que eu, algo que me conecta com uma energia universal expansiva e que ativa a memória da totalidade da minha alma. Nos colocando em contato com nossa sabedoria inata e nos levando a um lugar onde nossa intuição pode se revelar, a Arte do Jin Shin é, a um só tempo, vasta e completa.

Quando tive a primeira sessão com minha professora mais influente, Philomena Dooley, eu tinha pouco conhecimento do quão imensa era a arte que eu acabaria encontrando. No entanto, tive uma premonição imediata de que havia encontrado o que viria a ser um caminho de vida para mim. Vinte anos depois desse primeiro encontro, outra professora importante com quem tive a sorte de estudar, Pamela Markarian Smith, me transmitiu um legado quando me nomeou para liderar o Jin Shin Institute apenas alguns anos antes de falecer.

O núcleo do trabalho do Instituto consiste em ensino, bem como em nosso centro de bem-estar, com um programa de certificação para iniciantes e profissionais experientes, inclusive oportunidades para o estudante se tornar um professor certificado. Apresentar a Arte do Jin Shin em toda a sua amplitude é um dos nossos principais objetivos e é por isso que fizemos certas modificações na terminologia a fim de alcançarmos um público mais amplo. Por exemplo, aqueles que estiverem familiarizados com a modalidade a conhecerão como Jin Shin Jyutsu. Para evitar uma fonte comum de confusão, mudamos "Jyutsu" para sua tradução em inglês, "art" (arte), removendo ecos de uma arte marcial.

Enquanto escrevia este livro, precisei fazer escolhas a respeito de como deveria apresentar as informações da maneira mais direta e acessível possível sem perder a integridade do trabalho. Às vezes, isso foi um desafio, que demandava que eu traduzisse, em linguagem simples, conceitos filosóficos multifacetados. Como todos os praticantes de Jin Shin sabem, a prática de cura que chamamos de "arte" pode abranger uma vida inteira de estudos e de liberdade para explorar nossa própria criatividade. Há muitos caminhos que levam a um único objetivo. É no meu nível de percepção que estou dando voz, neste momento, à prática em palavras simples para que ela possa ser entendida e utilizada por muitos. Se decidir continuar sua exploração da Arte do Jin Shin depois de ler este livro, você encontrará um número incalculável de camadas na prática, juntamente com associações e semelhanças com outras disciplinas, como astrologia e numerologia. Por outro lado, o Jin Shin pode ser tão simples quanto respirar ou segurar um dedo. As duas maneiras de praticar são igualmente maravilhosas e completas, e nenhuma delas é superior à outra. Isso faz parte da beleza do Jin Shin, que pode ser praticado em todos os níveis.

Você pode usar *A Arte do Jin Shin* para aliviar doenças comuns, como baixar a febre do seu bebê ou ajudar você, ou seu parceiro, a aliviar uma dor de cabeça, ou você pode usá-la para manter uma sintonia diária com um bem-estar geral. A maioria dos meus clientes faz da autoaplicação do Jin Shin parte de suas rotinas diárias, sendo que muitos deles o praticam antes de se levantar de manhã. Outros ótimos momentos para praticar seu Jin Shin incluem as ocasiões em que você desperta no meio da noite, o tempo livre enquanto espera por compromissos, ou a hora do descanso no sofá, enquanto assiste a filmes ou a programas de TV.

Você nunca sabe quando a oportunidade se apresentará. Meu filho que está na faculdade, e que me telefona com frequência para pedir algum conselho rápido de Jin Shin, me ligou aflito algumas semanas atrás para me dizer que uma criança havia desmaiado do lado de fora do seu dormitório. Eu lhe dei instruções para fazer uma posição simples e disse para ficar com o menino até que o Serviço Médico de Emergência chegasse. Alguns minutos depois, recebi uma mensagem de texto de uma linha: "Eu fiz!". O jovem estava bem e Tyler teve a oportunidade de ajudá-lo, aplicando alguns simples toques de Jin Shin.

Como minha professora gosta de dizer a respeito da biblioteca de "rapidinhos" de autoaplicação e recalibração do Jin Shin: "Não saia de casa sem ele!". Você encontrará tudo de que precisa para começar a mergulhar nas páginas a seguir. E, uma vez que esse trabalho energético simples não envolve outras ferramentas além das suas próprias mãos, você sempre terá tudo o que precisa para aliviar suas dores ou se preparar para um ótimo dia.

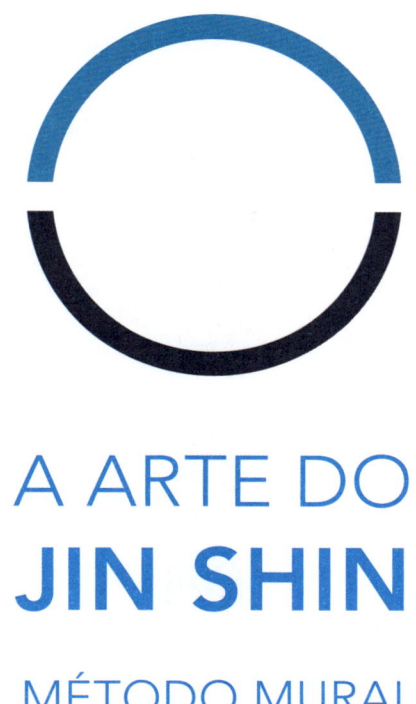

A ARTE DO
JIN SHIN

MÉTODO MURAI

Capítulo 1

O Efeito Jin Shin

Katie, uma brilhante e estudiosa garota de 16 anos, tomava antidepressivos há três anos quando me procurou. Ela comparecia fielmente às suas sessões de terapia e meditava para reduzir a ansiedade. Ainda assim, sua depressão era tão aguda que com frequência ela precisava faltar à escola ou abandonar a aula no meio do dia, abatida por ataques de choro incontroláveis. Nada parecia capaz de dissipar a nuvem negra de sofrimento que a envolvia.

Quando ela se deitou na minha maca, notei de imediato que os dedos de seus pés pareciam dedos de pombo.* Ainda mais alarmante era o fato de que todo o seu corpo, especialmente a cabeça, tendia a rolar para a direita. Não é incomum que clientes mais velhos apresentem assimetria, mas a dela era a posição do corpo em repouso mais extrema que eu já havia visto em alguém tão jovem. Como ela não tinha problemas de postura conhecidos, perguntei-lhe sobre traumas anteriores. Katie não conseguia se lembrar de nada em particular. Fiz uma anotação mental para agendar uma consulta com sua mãe depois da sessão. Mesmo sem conhecer seu histórico, ficou imediatamente claro que eu precisaria começar o trabalho percorrendo uma sequência descendente para deslocar a energia para baixo e para fora de sua cabeça. Deslizando minha mão direita sob seu pescoço — uma área específica conhecida por permitir eliminar bloqueios mentais e emocionais — senti um

---

* Condição em que os dedos dos pés tendem a virar para o lado interno do corpo. (N. do T.)

grande nódulo: a massa nodosa de músculos e a energia congestionada que estava puxando sua cabeça para a direita. Mantive um toque suave sobre a área até sentir o pulso frágil e desigual de Katie se tornar mais vibrante e uniforme. Movi minha mão esquerda para uma área acima de sua sobrancelha para limpar sua mente. Mantendo minha mão direita onde estava, coloquei minha mão esquerda no seu cóccix, para despertar a fonte de energia do seu corpo e harmonizar a essência do sangue. Tocando seu tornozelo pelo lado externo permitiu trazê-la à terra, física e emocionalmente, e as áreas na base das costelas harmonizavam o processo digestivo e facilitavam a capacidade de Katie para processar suas emoções. Finalmente, a liberação de um bloqueio energético em uma área sob sua clavícula fortaleceu e limpou sua expiração, permitindo que Katie continuasse a deslocar energia "preguiçosa" para fora do corpo por conta própria.

Vimos uma mudança imediata sobre a maca depois da primeira sessão; seu corpo se alinhou perfeitamente, e Katie começou a se sentir melhor de imediato. Durante uma consulta, sua mãe me contou uma história muito esclarecedora: quando Katie tinha dois anos e meio, ela caiu de um carrinho de compras e bateu o lado esquerdo da cabeça. Ela ainda tinha uma cicatriz no rosto no local em que precisara de pontos.

Mistério resolvido. A lesão estava localizada diretamente no caminho por onde a energia vesícula biliar se move – um caminho que qualquer praticante de Jin Shin pode seguir para tratar um cliente com depressão. Dada a localização do trauma, não causou surpresa o fato de que ela estava ficando aprisionada dentro de seus pensamentos, ou "presa em sua cabeça".

Por causa da gravidade de seus sintomas, vi Katie mais duas vezes naquela semana. Logo fomos capazes de reduzir o número de consultas para sessões semanais, com uma orientação para autoaplicação diária, que é uma "marca registrada" da Arte do Jin Shin. Katie parou de tomar antidepressivos em apenas algumas semanas e nunca mais faltou à escola por conta de sua depressão.

Como Katie, já na primeira vez que conheci a Arte do Jin Shin eu soube instantaneamente que o curso de minha vida iria mudar. Deixei a Holanda, meu país natal, para seguir uma carreira como dançarina em Nova York. Aos 18 anos, eu era uma sonhadora graduada da academia de dança pré-profissional mais respeitável da Holanda, pronta para começar testes e com o entusiasmo de que precisava para começar minha vida. Outra graduada recente da academia se mudou para Nova York comigo e logo uma terceira garota, uma modelo, se juntou a nós em um pequeno apartamento sem elevador na Rua 38. Todos os dias, pegávamos o trem para o centro da cidade onde tínhamos aulas em estúdios como Steps on Broadway ou Broadway Dance Center, caçando avisos de audição enquanto nos alongávamos nos corredores.

O que eu mais queria era dançar na *verdadeira* Broadway, em um daqueles teatros com seus clássicos avisos luminosos anunciando os espetáculos. Então, quando consegui uma vaga em uma respeitada companhia de dança chamada Lee Theodore's American Dance Machine, eu estava exatamente onde queria estar.

Até que um dia, durante a aula de balé, um giro que eu já havia executado centenas de vezes subitamente me projetou em outra direção. Quando me ergui em *demi-pointe* e me lancei em pirueta, um estalo no meu joelho direito provocou uma interrupção abrupta. Fiquei fora de ação por seis semanas. Sendo jovem e resiliente, supus que meus problemas terminariam aí. Mas, ao contrário, esse momento foi o início de problemas recorrentes no joelho. Às vezes, meus músculos conseguiam contornar o problema. De tempos em tempos, no entanto, a inflamação piorava tanto que eu precisava ficar de licença por semanas a fio, tratando meus sintomas com uma combinação de acupuntura e RICE – *Rest*, *Ice*, *Compression*, *Elevation* (repouso, gelo, compressão, elevação). Como meu professor Lee Theodore insistia, era parte da disciplina de um dançarino curar a si mesmo e cuidar de uma lesão até que ela desaparecesse. Mantive esse regime durante o ano seguinte, sem grandes melhoras.

No meu segundo ano em Nova York, um amigo que sofria de esclerose múltipla procurou uma pessoa chamada Philomena Dooley em Nova Jersey para uma sessão que utilizava uma misteriosa arte de cura japonesa. Quando ele voltou, ele me deu uma espiral de autoaplicação e disse: "Acho que é isso que você deveria estar fazendo". Baseado em princípios orientais milenares de medicina energética e cura holística, a atual arte da cura usa nada mais do que o toque gentil das mãos de um praticante para remover bloqueios energéticos que causam dor e doenças físicas e emocionais.

Tanto quanto eu sabia, eu achava que ainda estava perseguindo meu sonho de ser dançarina em Nova York. Meu amigo, no entanto, sentiu algo que eu logo constataria por mim mesma.

Instrutora renomada e praticante Master, Philomena teve uma carreira na área de enfermagem antes de descobrir o Jin Shin no final da década de 1970 devido a problemas com sua própria saúde – uma série de problemas graves relacionados à flebite, uma discrasia no sangue que causa coagulação e pode levar a embolias pulmonares e condições semelhantes a um AVC. Ela esteve sob cuidados médicos durante dezenove anos, uma pessoa que se autodescrevia como "semi-inválida" e que fora hospitalizada diversas vezes, até que que um encontro casual a trouxe para a Arte do Jin Shin. Como enfermeira casada com um médico, ela teve acesso aos melhores cuidados médicos. Ainda assim, um regime diário de anticoagulantes e analgésicos pouco fizera para aliviar seu desconforto. Sua exaustão era tão pronunciada que seus filhos precisavam ajudá-la com frequência a subir as escadas à noite.

O destino interveio sob a forma da abordagem de um estranho benevolente em uma convenção. Percebendo sua coloração e evidente saúde debilitada, um homem chamado Charles disse a ela, de maneira clara e concisa, que se ela quisesse continuar a viver, ela precisaria consultar uma pessoa chamada Mary Burmeister no Arizona – a professora e praticante que levara a mensagem do Jin Shin Jyutsu do Japão para os Estados Unidos. Na falta de qualquer meio de pesquisar sobre a prática naqueles dias antes da internet, Philomena comprou uma passagem de avião para se encontrar com uma associada de Mary Burmeister. Patricia Meador a atendeu duas vezes por dia durante dez dias.

Ao longo de uma série de sessões de uma hora, Pat gentilmente colocava as mãos em várias áreas do corpo de Philomena, falando ocasionalmente sobre as conexões que ela observava. No quinto dia, depois de sua nona sessão, Philomena estava sentada à beira da piscina, sem as ataduras e meias de compressão, nas quais ela costumava enrolar as pernas, para poder mergulhar os dedos dos pés na fria água azul. Chamada para dentro da casa por um telefonema, ela se recompôs e encaminhou para a sala de estar. No meio do caminho, percebeu que estava andando sem sentir dor – e sem a ajuda do seu equipamento de compressão.

Sua transformação foi intensa e profunda. Primeiro, o primo encarregado de acompanhá-la ao aeroporto de Newark não a reconheceu. (Para ser justa, Philomena também trocara as calças largas que ela normalmente usava para cobrir as bandagens de compressão por uma saia e um calçado de salto alto.) Então, quando ela foi consultar seu médico para seu exame de sangue semanal, a enfermeira que examinou seu prontuário ficou tão intrigada com a mudança radical em seus números que temia que os resultados de Philomena tivessem sido acidentalmente trocados com os de outro paciente. O médico veio para examiná-la e Philomena contou a história de onde estivera. "O que quer que esteja fazendo", disse ele, "continue". Philomena tinha feito o desmame dos analgésicos na semana anterior e o médico também a liberou imediatamente dos afinadores de sangue. Seus problemas nunca se repetiram e, de fato, ela nunca encontrou motivo para voltar a ver seu hematologista.

No consultório limpo e prático onde ela realizava o tratamento de seus clientes, Philomena me perguntou sobre o motivo de minha visita e eu lhe contei sobre meu problema no joelho.

"No Jin Shin Jyutsu, chamamos os 'problemas' de 'projetos'", disse ela ao fazer uma pausa para me corrigir. "Os projetos são divertidos e trabalhamos com eles."

Philomena então segurou com firmeza meus dedos mínimos dos pés e os puxou um pouco. Enquanto trabalhava, ela me disse que eu poderia ajudar meu joelho segurando simultaneamente a parte interna e externa do joelho. A transformação a partir desse único puxão naquele momento foi instantânea. Voltei ao ensaio no dia seguinte e nunca mais fui deixada de lado por causa de dor no joelho. De tempos em tempos, eu começava a sentir sinais da lesão antiga e apenas um pouco de autoaplicação resolvia o problema imediatamente.

Philomena também sugeriu que eu fizesse um *workshop* com ela na semana seguinte a fim de que eu pudesse aprender a realizar sessões para meu amigo com esclerose múltipla. Aceitei sua sugestão.

Durante cinco dias, mais de uma centena de pessoas como nós, vindas de todo o mundo, se reuniu em uma sala de conferência alugada em um hotel de Nova Jersey. Embora não entedesse grande parte do que Philomena estava ensinando, abracei de imeadiato a filosofia holística profundamente simples do Jin Shin. Como ocidentais, tendemos a pensar que enfermidades têm uma causa única, e que uma pessoa com quinze enfermidades pode exigir igual número de diferentes tipos de tratamento ou prescrições. Em contrapartida, muitas filosofias orientais sugerem que tudo, desde a energia no corpo até os eventos no mundo, se move move em um ciclo contínuo, e que cada parte individual está conectada a esse ciclo. Olhar para o corpo do ponto de vista energético faz sentido, ainda que as disfunções soem muito diversas – como joanetes e problemas pulmonares, como foi o caso de uma de minhas clientes, uma cantora de *jazz* na casa dos 80 anos. Yolande Bavan veio para um estudo de caso de cinco sessões que realizei com um aprendiz. Seus pulmões melhoraram e foi mais fácil para ela enchê-los de oxigênio, e tivemos a sorte de testemunhar seu desempenho fenomenal em um tributo a Duke Ellington.

A prática em si é, ao mesmo tempo, simples e infinitamente complexa. O que me impressionou de imediato foi o quanto você pode aprender sobre o corpo apenas sentindo e olhando. Conforme Philomena nos explicava o processo, demonstrando em um voluntário, vimos transformações acontecerem com nossos próprios olhos. Um ombro elevado, visivelmente desalinhado com o resto do corpo, se relaxava na maca à medida que ela, gentilmente, segurava a parte de baixo do joelho oposto. Os dedos de pombo dos pés gradualmente viravam para fora enquanto ela segurava a parte superior da coxa do voluntário e as mãos côncavas se resolviam com a liberação da parte superior das costas. Philomena nos guiou em leituras corporais, treinando nossos olhos para perceber congestões no corpo – um joelho virado para dentro, um ombro travado, um abdômen distendido.

Eu me senti como um ser recém-desperto. A carreira para a qual eu havia treinado durante toda a minha vida voou pela janela durante esse seminário. Logo depois, perguntei a Philomena se ela estaria disposta a continuar me treinando em particular, e eu me tornei uma das poucas pessoas de sorte que se beneficiaram de sua instrução e orientação prolongadas.

Em pouco tempo, consegui realizar tratamentos abrangentes, às vezes usando protocolos específicos recomendados pela Philomena e com resultados surpreendentes. Eu pratiquei o máximo que pude em quem quer que eu conseguisse colocar minhas mãos, principalmente dançarinos que eu conhecia da companhia e do seminário. Meus primeiros clientes de fato foram um casal de artistas encaminhados a mim pela Philomena: Milton Resnick, um conhecido pintor, e sua esposa, Pat Passlof, professora de arte e também pintora. Milton lidava com condições artríticas, entre outras enfermidades, enquanto Pat tinha problemas visuais e digestivos, todos os quais foram aliviados por nossas sessões contínuas. Comecei a trabalhar com minha professora de balé, cujos problemas persistentes no pescoço foram resolvidos em algumas sessões. Logo ela passou a me encaminhar alguns artistas com lesões ou pessoas enfermas que ela conhecia, dançarinos que tinham papel de destaque no New York City Ballet, entre os quais, o Joffrey. Meu consultório cresceu imediatamente e, ao longo dos anos, minha base de clientes se expandiu para pessoas de todas as áreas da vida.

Às vezes, a prática da Arte é usada para manutenção, para aliviar condições que são um subproduto natural do processo de envelhecimento ou para dar apoio a clientes com uma doença grave. Às vezes, eu me vejo usando esses recursos como uma forma de primeiros socorros. Certa vez, em um voo para Paris, uma mulher que andava pelo corredor literalmente desmaiou no meu colo. Ela caiu no lugar certo, contei à minha família mais tarde. Ela se recuperou prontamente depois que a tratei na parte de trás do avião. Houve também o caso de um homem que caiu em uma calçada de Nova York enquanto eu caminhava com minha filha. Ele caiu batendo diretamente o rosto e perdeu a consciência. Depois que algumas pessoas que passavam ajudaram a virá-lo, eu segurei a base da sua cabeça na mesma área em que eu havia ajudado a mulher no avião e, em poucos minutos, ele recobrou a consciência. Ele se levantou e, recusando a ajuda da ambulância, tentou voltar para casa. Com algum esforço, conseguimos convencê-lo para que ficasse sob os cuidados dos paramédicos.

Muitas vezes, as pessoas me procuram como um último recurso, depois de esgotarem muitas opções em sua busca de alívio. Alex, o zelador geralmente tagarela do prédio ao lado do meu, é o "prefeito" não oficial do nosso bloco. Quando o encontrei certo dia usando um colete ortopédico, ele estava com tanta dor que, apesar de dezesseis sessões de fisioterapia e muitas doses de analgésicos pesados, ele foi forçado a contratar outras pessoas para assumir suas tarefas nos edifícios. Sugeri que ele viesse para algumas sessões de Jin Shin. Depois de apenas uma sessão de Jin Shin, ele retirou o colete ortopédico e interrompeu a medicação. Uma vez que seu trabalho era ostensivamente físico, continuamos a nos ver para retoques regulares.

Tenho trabalhado com gestantes que não eram capazes de levar a gravidez a termo e que conseguiram dar à luz bebês saudáveis graças ao apoio da Arte do Jin Shin. Trabalho com pacientes com câncer em estágio avançado, que procuram alívio da dor e dos efeitos colaterais da quimioterapia e da radiação, e com clientes que sofrem de dores nas costas, distúrbios digestivos, problemas de dependência de drogas ou de ansiedade e depressão, alguns deles em risco de desenvolver dependência de opioides por causa de sua longa luta contra a dor.

Embora este livro seja limitado a um conjunto simples de técnicas de autoaplicação, a Arte do Jin Shin é vasta. Pratico há quase trinta anos e aprendo algo novo com cada cliente.

Ao explorar as técnicas simples e gentis do Jin Shin para o reequilíbrio energético, espero que você descubra o potencial para melhorar a saúde, o equilíbrio e a vitalidade que o Jin Shin tem a oferecer.

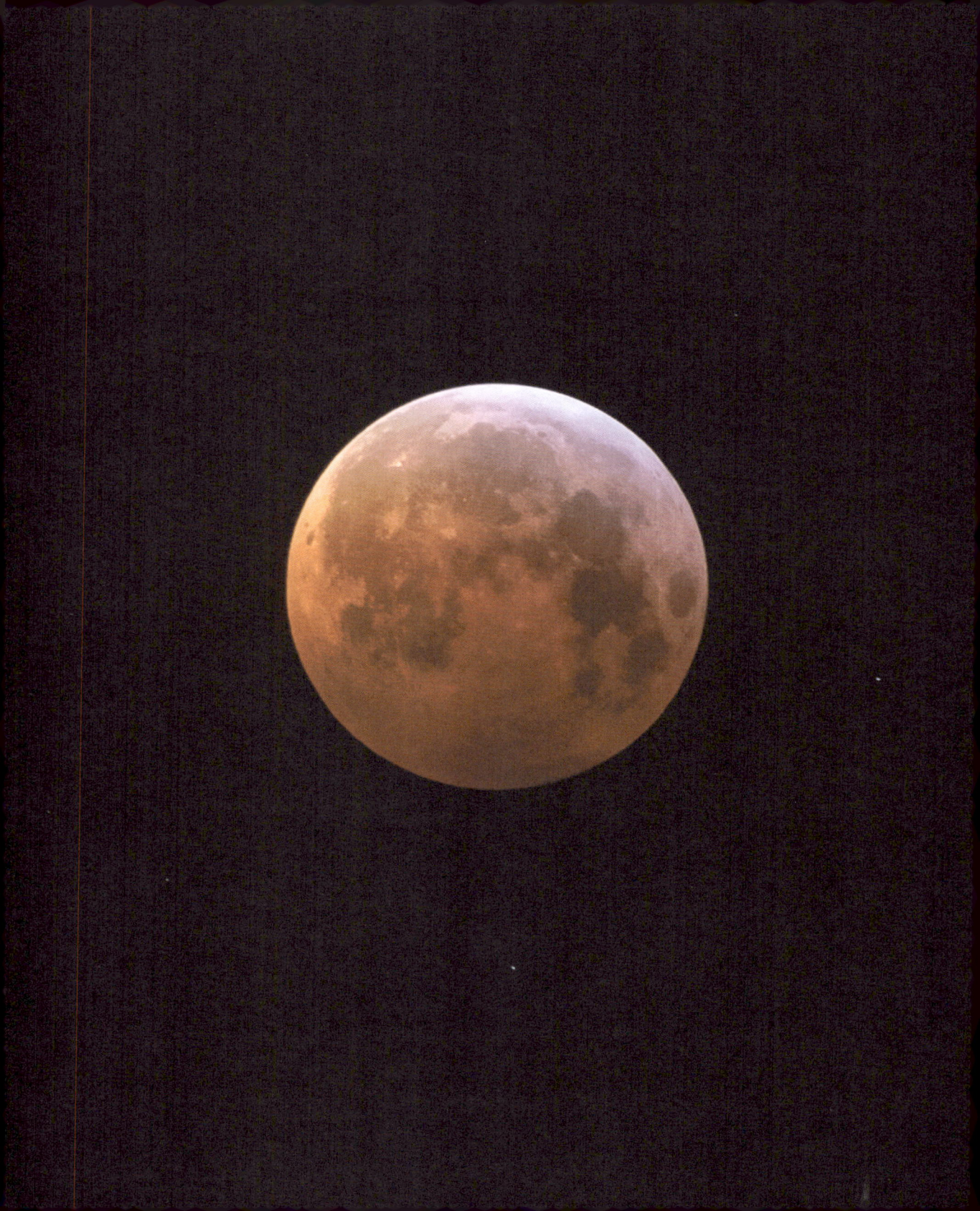

Capítulo 2

O Poder do Autocuidado

Uma criança chupa seu polegar para se sentir confortável. Um adulto toca sua testa com vários dedos ou se inclina apoiando uma das maçãs do rosto sobre seu punho como resposta ao estresse cognitivo. Cruzamos os braços ou colocamos as mãos nos quadris quando buscamos segurança e apoio na terra. Nenhum de nós é explicitamente ensinado a usar essas posturas como mecanismos para enfrentar um problema com sucesso, mas quando surge a necessidade, recorremos a elas sem esforço consciente. De onde veio esse vocabulário físico inato? Na prática de cura da Arte do Jin Shin, essas posições corporais específicas são conhecidas por estimular áreas nas quais a energia que flui no corpo tende a se acumular e ficar estagnada.

A lógica ocidental nos diz que as crianças chupam o polegar para se autoacalmarem, replicando habilmente a sensação de conforto que obtêm ao se alimentar no seio da mãe. Quando praticantes de Jin Shin veem uma criança chupando o polegar, eles veem algo mais do que uma mera substituição — veem uma criança que está harmonizando instintivamente sua digestão, bem como equilibrando a energia estômago e baço. Um adulto pode obter o mesmo resultado simplesmente segurando um polegar.

Lembro-me de abrir uma cópia do *New York Times* no auge da crise financeira, e na primeira página havia uma foto de alguns homens de negócio de Wall Street segurando suas cabeças ou tocando as maçãs de seus rostos, todos inconscientes de que estavam segurando áreas de Jin Shin que ajudam a acalmar o estresse mental. Ou então, considere uma de minhas visões favoritas em um metrô lotado de Nova York — a de ciclistas segurando a parte externa de seus pulsos, uma maneira consagrada de acalmar o sistema nervoso.

Essas e outras posturas são apenas alguns exemplos de nossa inata e instintiva sabedoria de autocura em ação. A moderna prática japonesa do Jin Shin expande essa sabedoria inata, usando toques suaves para remover os bloqueios de energia que causam dor e doenças físicas e emocionais.

Assim como a acupressura, a Arte do Jin Shin pode ser administrada por um praticante treinado, ou pode ser autoaplicada. Neste livro, focalizarei um conjunto de rotinas de autoaplicação que podem ser usadas para aliviar e resolver vários sintomas e enfermidades.

Por que faça-você-mesmo? Dentro desta prática, o autocuidado não é apenas um atalho barato para o que realmente importa. O autocuidado é, na verdade, um princípio central da Arte do Jin Shin — e desempenhou um papel de importância crucial para o desenvolvimento da técnica.

AS ORIGENS DA ARTE DO JIN SHIN

Nas antigas culturas orientais, o conhecimento dos caminhos energéticos do corpo costumava ser transmitido de geração em geração entre curadores que aprenderam sua arte e ofício por meio de estágios. De acordo com os registros japoneses mais antigos, práticas de cura baseadas nesses caminhos poderosos e, em grande medida, invisíveis, eram usadas antes mesmo dos dias de Moisés e de Gautama, o Buda. No entanto, essa sabedoria curativa acabou por se perder, enterrada sob as certezas da medicina moderna, chegando até mesmo a ser considerada ilegal em alguns lugares.

Mil e duzentos anos depois, a curiosidade a respeito das modalidades de cura ancestrais começou a crescer. Uma das pessoas que entrou no seu foco foi um homem chamado Jiro Murai.

Nascido em 1886, perto da fronteira meridional do Japão, Jiro Murai veio de uma família com uma longa linhagem de profissionais de medicina.

Como segundo filho, ele conseguiu ter mais liberdade do que seu irmão mais velho, uma dinâmica que permitiu que o lado rebelde do garoto florescesse sem repressão. Por volta dos seus 26 anos, Murai estava perto da morte, seu corpo extenuado por um estilo de vida imoderado, com o qual ele explorava seus limites (o que ele voltou a fazer posteriormente em sua pesquisa sobre o Jin Shin). Embora os registros disponíveis não indiquem um nome para a condição de Murai, seu declínio foi acentuado e o prognóstico, terrível. Apesar das legiões de médicos que orbitavam à sua volta, ninguém em sua família conseguia ajudá-lo. Então, de acordo com seu desejo, ele foi carregado em uma maca para a cabana de sua família na montanha, onde pediu a seus parentes para voltar somente depois de oito dias.

Nos estágios agudos de sua doença misteriosa, ocorreu a Murai que Buda atingira a Iluminação depois de permanecer uma semana sentado em postura zen e jejuando. A ideia de que uma prática zen poderia ser usada para superar doenças levou Murai a se submeter a um regime inspirado no caminho de Buda. À medida que meditava, ele executava vários "mudras", as antigas posições dos dedos das mãos que estimulavam, conforme se dizia, o movimento da energia cósmica através do corpo. Ele oscilava entre lapsos de consciência e inconsciência, e seu corpo ficava ora à mercê de um frio congelante, pulsando, em seguida, para um estado de calor ardente. Depois de vários dias, experimentou uma grande sensação de calma. No sétimo dia, Murai se levantou e conseguiu andar novamente. Seus parentes ficaram surpresos e muito contentes quando o viram voltando da cabana sozinho e com boa saúde.

Esses eventos foram transformadores para Murai, que finalmente canalizou suas energias para um objetivo concreto – realizar pesquisas que começaram com os mudras e se ramificaram em um estudo de ampla envergadura de sua própria autoria. Estudou antigos textos chineses, gregos e hinduístas, bem como a Bíblia judaico-cristã, procurando conexões entre eles. Examinou cadáveres antes de sua cremação e visitou matadouros para comprar cabeças de gado a fim de dissecá-las e estudar a circulação de fluidos corporais.

Enquanto isso, continuava seus próprios experimentos, comendo um único tipo de alimento durante semanas para ver como isso afetava o fluxo de energia em seu corpo.

Por meio dessa prática intencional, Murai começou a tomar consciência de forças ocultas, o movimento natural da energia no corpo se tornando palpável.

Por fim, começou a traduzir suas ideias e percepções aguçadas em um sistema que poderia ser utilizado em outras pessoas. Murai tinha clientes nos escalões mais altos da sociedade japonesa, bem como nos cantos mais humildes. Depois de curar o irmão do imperador do Japão, Hirohito, ganhou acesso aos arquivos do Palácio Imperial e ao santuário de Ise, o templo mais elevado do xintoísmo, a religião tradicional do Japão. Durante esse tempo, Murai conseguiu mergulhar em um estudo do Kojiki, Registro de Assuntos Antigos, a famosa coleção de mitos japoneses e registros históricos que remontam a 712 d.C. Todas essas fontes primárias, desde a experiência que teve nas montanhas até o acesso à antiga sabedoria do Kojiki, influenciaram a arte e a prática que ele chamou de "Jin Shin Jyutsu".

À medida que a notícia de seus experimentos se espalhava, a técnica em evolução finalmente caiu nas mãos de dois alunos de Murai: Mary Burmeister, uma nipo-americana que trouxe a prática para os Estados Unidos e para a Europa depois que ela mesma passou por uma experiência de cura radical, e Haruki Kato, que praticava no Japão. Quando Murai faleceu, em 1961, Kato e Burmeister se tornaram os mantenedores de seu legado, a "dádiva" que Jiro Murai lhes concedera. Haruki Kato abriu uma clínica no Japão enquanto Mary Burmeister ajudou a difundir a palavra do Jin Shin Jyutsu, continuando a aprofundar sua compreensão da Arte por meio de pesquisas que culminaram nos vários livros que escreveu.

> ### O Significado de Jin Shin
>
> "A arte do criador pelo homem de compaixão", uma das várias traduções da prática originalmente denominada "Jin Shin Jyutsu", é uma frase um tanto longa, razão pela qual no Jin Shin Institute preferimos chamá-la de "Arte do Jin Shin". Contudo, as palavras escolhidas por Jiro Murai e interpretadas por Mary Burmeister para descrever a modalidade de cura apontam para várias verdades sobre o Jin Shin.
>
> O nome completo tem por base caracteres chineses, cada um com muitos significados. Para os propósitos do Jin Shin Jyutsu, nós os traduzimos da seguinte maneira:
>
> Primeiro, chamamos Jin Shin de uma "arte" (*jyutsu*), em vez de uma técnica. Por quê? Porque sua eficácia resulta da criação habilidosa, e não da aplicação mecânica. Consideramos que cada cliente é diferente de qualquer outro cliente, cada caso é único e, como resultado, o praticante adota uma abordagem fluida e personalizada no tratamento.
>
> O praticante é considerado uma "pessoa compassiva" (*jin*), uma expressão que pode parecer um pouco misteriosa em princípio. Murai e Burmeister escolheram enfatizar a necessidade de compaixão, que permite a um vaso de energia criativa e amorosa se movimentar, ao contrário da aguçada e perceptiva abordagem científica, de modo a sustentar tanto a simplicidade da técnica como a ideia de que a energia curativa apenas flui através do praticante e emana de uma fonte superior – o "criador" (*shin*). A palavra foi escolhida por Murai para descrever a suprema fonte curativa que os praticantes modernos tendem a caracterizar como uma energia universal e vivificante.

O JIN SHIN É ADEQUADO PARA MIM?

"Será que o Jin Shin é apropriado para minha enfermidade em particular?" A resposta é um ressonante "Sim." Ele pode aliviar uma grande variedade de males que vão de situações de mal-estar a doenças, como dores de cabeça, fadiga e insônia a distúrbios digestivos, depressão, dor nas costas e artrite. Ele também pode fornecer suporte a indivíduos que enfrentam condições mais graves; estudos comprovaram que a Arte do Jin Shin é eficaz para lidar com os efeitos colaterais de tratamentos contra o câncer e para regular a pressão arterial em vítimas de AVC, e eu já tive muitas experiências usando, nesses casos, a modalidade do Jin Shin como uma forma de medicina complementar.

Um exemplo particularmente memorável envolveu um adolescente de 15 anos, Ray, que estava recebendo quimioterapia para um tumor cancerígeno em suas células germinativas. Sua mãe entrara em contato comigo esperando que algum tratamento alternativo pudesse ajudá-lo com os efeitos colaterais. Quando Ray entrou no meu consultório com um boné de beisebol cobrindo a cabeça raspada, seu rosto mostrava a expressão cansada de alguém que passara a considerar o sofrimento como seu destino inevitável. Ao auscultar seu pulso, eu pude sentir o medicamento quimioterápico circulando furiosamente através de seu sistema.

Trabalhando duas sequências específicas desenvolvidas para mitigar náuseas e fadiga, mostrei a Ray e à sua mãe alguns fluxos simples de autoaplicação para que ele os praticasse diariamente. Esses fluxos apoiariam seus sistemas imunológico e endócrino e o ajudariam a manter seus componentes sanguíneos em ordem, enquanto algumas áreas adicionais poderiam ser usadas, conforme a necessidade, em caso de náusea. Depois de algumas sessões diárias de autocuidado com a mãe (que nunca tinha tido qualquer experiência anterior com o Jin Shin), ele voltou a me ver na semana seguinte, se sentindo mais bem disposto, com mais energia, com um sorriso se insinuando em seu rosto. No entanto, sua mãe me disse que estava preocupada com a baixa taxa de plaquetas de Ray. Um suprimento reduzido inibiria a coagulação do sangue – impedindo que ele se submetesse à última rodada de tratamentos quimioterápicos programados para a semana seguinte.

Depois de auscultar novamente seu pulso, decidi que nossa sessão se concentraria na composição do sangue. Quando terminamos, perguntei a Ray se ele poderia voltar no dia seguinte a fim de estimularmos o fortalecimento de seu corpo o suficiente para que ele pudesse receber sua última rodada de quimioterapia. No dia seguinte, fiz com ele outra sessão e mostrei à mãe como aplicar um fluxo que ajudaria a aumentar o número de glóbulos vermelhos do jovem, instruindo-a para que trabalhasse nele uma ou duas vezes por dia.

No dia seguinte, sua taxa de glóbulos sanguíneos voltou ao normal e ele teve autorização para receber o tratamento quimioterápico.

Como podemos afirmar que lançamos uma rede tão ampla, trabalhando com sintomas que, durante o tempo todo, variam desde raiva excessiva, passando por dores de cabeça recorrentes e joelhos inflamados, até baixos valores nas taxas de células sanguíneas? Dentro do conceito Jin Shin, um diagnóstico (ou "rótulo") de uma doença é resultado do acúmulo de meses ou até mesmo anos de energia reprimida. Esses bloqueios ou desarmonias podem ser causados por atitudes internas e por emoções, bem como por hábitos alimentares, de trabalho ou suscetibilidades hereditárias, e também podem ser causados por acidentes ou estressores ambientais. Independentemente de sua natureza e origem, consideramos os sintomas como advertências úteis, empurrões ou alfinetadas que corpos ansiosos por uma mudança em seu padrão energético nos obrigam a investigar e entender a sua causa para que o sintoma desapareça e não emerja sob outra forma.

JIN SHIN EM UM CENÁRIO CLÍNICO

À medida que a Arte do Jin Shin se tornou mais estabelecida fora do Japão, vários hospitais e clínicas passaram a experimentar o uso de seus protocolos em seus programas de controle da dor. No Morristown Memorial Hospital em Nova Jersey, um programa fundado por minha mentora, Philomena Dooley, usou com sucesso o Jin Shin para aliviar a ansiedade, o desconforto físico e a dor no pré e pós-operatório de pacientes de transplante do coração. Em Nova York, no Centro Médico do New York-Presbyterian da Universidade de Colúmbia, realizei *workshops* para ensinar Jin Shin a enfermeiros do pronto-socorro, mostrando como segurar o dedo indicador para acalmar os medos de um paciente ou como posicionar as mãos em volta do tornozelo de um paciente para liberar uma dose dos analgésicos naturais do corpo. Ensinei enfermeiros a usar o autocuidado para lidar com suas próprias dores, sejam elas esporádicas ou contínuas, ou fadiga durante longos e estressantes turnos em que são obrigados a ficar de pé durante muito tempo. O programa também lhes ofereceu a oportunidade de compartilhar Jin Shin com os familiares dos pacientes, fazendo que seus entes queridos se sentissem mais confortáveis e empoderados para que pudessem oferecer assistência quando necessário. No Markey Cancer Center, no Reino Unido, onde o Jin Shin é oferecido a todos os pacientes, um estudo realizado em 2012 demonstrou uma melhora considerável nas experiências de náusea, dor e estresse dos pacientes.

Nada disso é surpreendente para aqueles de nós que viram de perto o poder transformador do Jin Shin –, mas o uso do Jin Shin como modalidade de medicina alternativa em contextos médicos mais tradicionais é uma notícia muito animadora para profissionais e pacientes.

Capítulo 3

O Ponto Inicial

Embora a Arte do Jin Shin tenha algumas semelhanças com a acupuntura, a prática alcança seus resultados transformadores sem agulhas, usando apenas um toque gentil – uma metodologia que se traduz muito bem como autocuidado. Tudo o que você precisa para começar são seus dedos e suas mãos, e um pouco de tempo e paciência.

As posições e os fluxos a que este livro se refere se tornarão mais eficazes à medida que você se tornar uma pessoa mais experiente na leitura dos sinais do seu corpo. Qualquer que seja a forma ou quando você começar, você será capaz de, até certo ponto, colocar em movimento a energia estagnada e restaurar a harmonia desde o início – e isso faz parte da beleza que envolve a Arte do Jin Shin.

Cada um de nós é dotado da capacidade inata de equilibrar e de curar nosso eu físico, mental e espiritual. O Jin Shin nos permite ter acesso à sabedoria física e espiritual inata do corpo, nos tirando dos ritmos irregulares da vida moderna e devolvendo nosso corpo ao ritmo do relógio universal. Sempre temos as ferramentas necessárias para praticar – nossa respiração, nossos dedos e nossas mãos – e não há como nos causar dano usando as posições e os fluxos.

OS CONCEITOS ESSENCIAIS DA ARTE DO JIN SHIN

Você não precisa de conhecimento técnico profundo sobre os intrincados caminhos que Jiro Murai identificou a fim de aplicar os toques e fluxos detalhados nas páginas a seguir. No entanto, cultivar uma percepção interna das conexões existentes em seu corpo ajudará sua prática e a compreensão básica dos conceitos que animam o Jin Shin.

Para tanto, eis aqui um guia breve e simples sobre os fundamentos da prática:

Energia

Um conceito que é aceito na cultura japonesa mas que ainda requer explicação no Ocidente, é a ideia de energia da fonte – *ki-eki*, também conhecida como energia universal ou ancestral. Ela tem importância-chave para nosso trabalho. Essa energia da fonte anima cada molécula do universo, desde as estrelas no céu até o osso do seu dedinho do pé, e é a essa energia que temos acesso, captando-a e utilizando-a quando praticamos o Jin Shin.

A energia da fonte se movimenta através de vários caminhos em nosso corpo em um padrão contínuo (descendo pela frente do corpo e subindo pelas costas), alimentando de vida todas as nossas células. Quando o padrão é interrompido – devido a estresse, trauma, exposição a intempéries ou outros eventos – surgem bloqueios. Esse efeito de represamento produz desconforto, dor ou doença. Liberando o represamento e restaurando o fluxo de energia, o Jin Shin produz alívio.

Nota: há, efetivamente, duas espécies de energia dentro do Jin Shin, a *ki-eki*, descrita acima, e a *tai-eki*, que se refere à energia individual. Para os propósitos deste livro, não faremos uma distinção entre elas; mesmo assim, vamos aprender um pouco mais sobre a *tai-eki* em capítulos futuros.

Respiração

A prática da respiração "abdominal" consciente, familiar a qualquer pessoa que já meditou ou praticou yoga, é a mais básica das formas (e talvez a mais importante) de autocuidado Jin Shin. É também a ponte entre as funções conscientes e inconscientes do nosso sistema nervoso. Quando praticamos a respiração "diafragmática" ou a respiração "abdominal", permitindo que o abdômen se expanda durante a inspiração, de modo que o diafragma possa abrir mais espaço para que os pulmões se expandam plenamente, receptores dentro dos pulmões enviam sinais elétricos e químicos ao cérebro. Esses sinais ativam o sistema nervoso parassimpático, que permite ao nosso corpo descansar, digerir, curar e reparar – dizendo ao nosso cérebro para fazer coisas como baixar a pressão sanguínea e abrandar nossos batimentos cardíacos. Isoladas dentro do peito, as respirações curtas, superficiais, que respondem a situações de estresse, mantêm nosso corpo em um estado constante de luta-ou-fuga. Esse estado agitado de estimulação simpática torna muito difícil a ocorrência da cura.

A respiração abdominal é, como pesquisas demonstram, uma ferramenta tão poderosa que monstrou ajudar soldados que sofrem de TEPT (transtorno de estresse pós-traumático). Ela é a base de muitas técnicas holísticas. No âmbito da prática do Jin Shin, a respiração dá início ao processo de movimentar a energia através do corpo e torna os clientes mais receptivos ao tratamento. Eles podem efetivamente destravar bloqueios e ativar seus pulsos apenas com o uso da respiração, e é por isso que quando um praticante de Jin Shin não consegue sentir o pulso de um cliente, pedir a ele para que respire fará com que a energia passe a se movimentar.

Procure praticar conscientemente a respiração abdominal ao começar a explorar os fluxos e posições descritos neste livro. Para a combinação de respiração profunda e visualização, que é exclusiva da Arte do Jin Shin, consulte a página 48.

O uso das mãos

Quer estejamos usando a autoaplicação ou colocando nosso corpo sob os cuidados de um praticante de Jin Shin, as únicas ferramentas necessárias para esta prática é um par de mãos. As mãos são vistas como cabos de recarregar bateria, reestabelecendo o fluxo de energia no corpo. Para o praticante, as mãos também recebem informações vitais sobre os pulsos do cliente (veja a seguir), áreas quentes ou frias do corpo, tensão muscular ou inconsistências de textura. Nota: quando você está sendo tratado por um praticante, este também usará os olhos – procurando inchaços, desalinhamento na postura, distúrbios da pele, circulação sanguínea deficiente e outros sinais de desequilíbrio energético.

Pulso

À medida que você pratica os toques e os fluxos examinados neste livro, com o tempo, você começará a desenvolver uma sensibilidade com relação ao seu pulso energético, uma das principais fontes de *feedback* no Jin Shin. Diferentemente da pulsação arterial, que mede o fluxo de sangue que vai para o coração e que dele sai, as pulsações energéticas do Jin Shin são o resultado da energia vital da fonte, energia que se espirala em direção ao osso ou ao centro do corpo, e que faz o caminho inverso em resposta ao toque do praticante. A vantagem de sentir o pulso acelerando ou desacelerando à medida que o tratamento se desenvolve é uma das várias razões pelas quais os praticantes de Jin Shin usam as mãos em vez de agulhas (como na acupuntura) ou outros instrumentos. Os pulsos nos fornecem informações sobre áreas do corpo que precisam ser harmonizadas.

Simetria

Pode não parecer lógico tratar um problema pulmonar, cardíaco ou digestivo segurando a parte interna do seu joelho. Para os praticantes de Jin Shin, a relação é clara, pois o movimento vertical de energia através do corpo cria um espelho entre a parte superior e a parte inferior do corpo. Para resolver problemas na metade superior do corpo, um praticante de Jin Shin geralmente escolhe uma área na metade inferior da corpo, criando uma rota de fuga para a energia represada. De maneira semelhante, há uma interação entre os lados esquerdo e direito do corpo. O lado direito tende a exibir sintomas relacionados a problemas no estilo de vida, ao passo que o lado esquerdo carrega a marca de traumas mais antigos ou de predisposições hereditárias.

Áreas de Segurança da Energia (na sigla em inglês, SELs)

Usamos as mãos para harmonizar áreas distintas do corpo – as Áreas de Segurança da Energia (SELs – do inglês *Safety Energy Locations*). A função e a localização das SELs foram duas das descobertas mais surpreendentes e reveladoras de Jiro Murai. Segundo suas investigações, quando um fluxo energético sofre desequilíbrio, a energia tende a ser interrompida – o corpo põe seu suprimento elétrico em curto-circuito a fim de evitar um surto elétrico mais grave. Usando as áreas específicas que ele descobriu, a energia passa novamente a fluir através das regiões congestionadas e, como acontece em um engarrafamento no trânsito, o problema do congestionamento é resolvido. Muitas vezes se sobrepondo a pontos de acupuntura, essas 26 áreas têm a dimensão de cerca de 7,6 centímetros – o tamanho aproximado da palma da sua mão – e são espelhadas nos lados direito e esquerdo do corpo. As áreas podem ser tocadas isoladamente (uma "posição") ou em combinações simultâneas e sucessivas (um "fluxo"). Quando todas as 26 SELs de ambos os lados estão abertas e fluindo sem interrupção, ocorre harmonia no corpo.

Autocuidado

Como praticante de Jin Shin, recomendo a todos os meus clientes a prática diária do autocuidado a fim de que os benefícios de nossas sessões se prolonguem e o nosso corpo se mantenha energeticamente alinhado. Muitos clientes continuam a praticar até muito tempo depois do fim de nossas sessões, diariamente ou como lhes parece correto, e eles adotam essas rotinas como parte integrante de suas vidas. Da mesma forma, quaisquer que sejam suas razões para estar com este livro nas mãos, eu o encorajo a considerar os benefícios do autocuidado como uma prática de longo prazo. Na página 111, você encontrará uma seção de "rapidinhos" de autoaplicação organizados por sintomas. Sinta-se à vontade para começar pela leitura desses itens de consulta rápida se você estiver ansioso (literal ou figurativamente) por algum alívio imediato para, em seguida, retornar ao capítulo seguinte a fim de se familiarizar com algumas dicas básicas de aplicação. Quer você use o banquete de posições e fluxos de autocura do Jin Shin como uma ferramenta ocasional de primeiros socorros ou como um hábito que você mantém diariamente, como o de escovar os dentes, você encontrará um vasto mundo de cura nas páginas deste livro.

Capítulo 4

O Mapeamento dos Dedos

Qual é sua "atitude emocional"? Cunhada por Mary Burmeister para descrever nossos estados emocionais predominantes, a expressão se refere aos ventos emocionais mutáveis que perturbam ou interrompem nosso equilíbrio, tirando a estabilidade dos nossos pensamentos e ritmos energéticos. O *e-mail* que causa ansiedade e que envenena um dia inteiro, ou o trauma de décadas que ainda nos aprisiona em maior ou menor escala – todos esses são exemplos familiares de como nossas emoções podem envenenar nosso espírito e se acumular muito tempo depois que um incidente desencadeador veio e se foi. A maioria de nós já tem consciência de quão profundamente nossas emoções afetam nossa vida. Entre as muitas e valiosas contribuições de Mary Burmeister para a Arte do Jin Shin, estava sua lúcida percepção de que nossas atitudes emocionais negativas, sejam elas mutáveis ou fixas, são a causa de todos os "mal-estares" (*dis-eases*),* as precursoras energéticas das doenças (*diseases*). A percepção aguçada de Mary foi confirmada pela medicina moderna, quando um estudo após o outro mostrava os efeitos negativos do estresse emocional no corpo humano.

Mapeando as atitudes emocionais no corpo, ela as delineou em cinco categorias: preocupação, medo, raiva, tristeza e "tentar" (esforço). Os quatro

---

* Isto é, o contrário (*dis*) do bem-estar (*ease*), ou seja, ao contrário do estado de bem-estar. (N. do T.)

primeiros tipos são autoexplicativos, enquanto o último pode se referir tanto à inautenticidade como ao esforço excessivo. Cada uma das atitudes pode ser harmonizada segurando um dos dedos da mão ou o polegar. Continue a leitura e aprenda como.

HARMONIZANDO AS ATITUDES EMOCIONAIS

Ao ajudar o corpo em qualquer projeto de cusro, além de harmonizar funções epecíficas de órgão, o ato de segurar dedos é um maravilhoso ponto de partida para iniciar a sua jornada de autocuidado com o Jin Shin.

Como uma árvore, cada dedo pode ser dividido em três partes – as raízes, o tronco e a colheita. Você pode segurar toda extensão do dedo ou tratar cada parte separadamente.

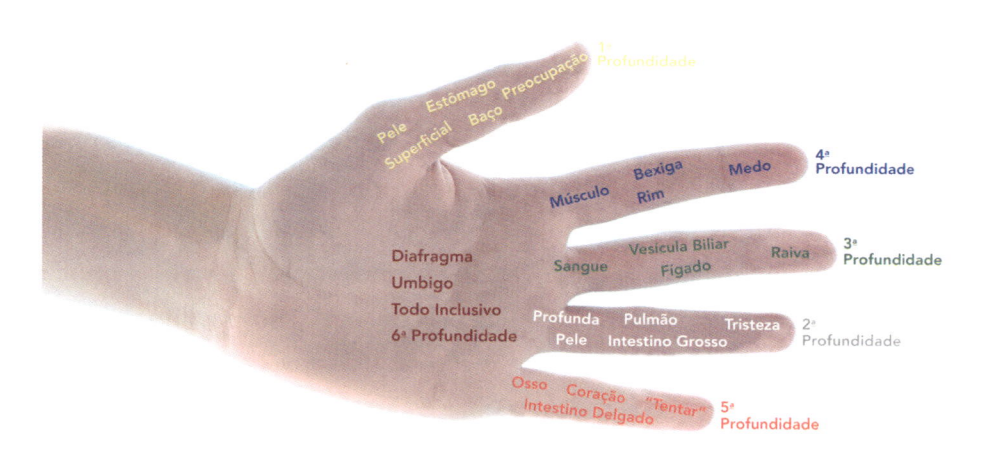

Uma poderosa ferramenta de cura, a mão é um canal multidirecional para a energia do Jin Shin.

Cada seção do dedo harmoniza uma diferente parte do corpo. A parte superior do dedo, ou colheita, ajuda a linha do peito, incluindo os pulmões e o coração – uma área vital para emoções e outros aspectos intangíveis da condição humana. A parte média do dedo, ou tronco, ajuda nos projetos associados à linha da cintura, incluindo estômago, baço, fígado e vesícula biliar – uma área relacionada à nossa compreensão do eu e de nossos desejos terrestres, como o dinheiro. A parte inferior do dedo, ou raízes, harmoniza a linha do quadril – representando a terra, nossa colheita e abundância. Por fim, a palma da mão é o lugar para o qual convergem todas as funções de órgãos. Tocar a palma das mãos ajudará a reenergizar o corpo juntamente com a energia umbigo e diafragma.

Escolher a mão (direita ou esquerda) com que você vai começar depende de sua preferência ou do seu estado de ânimo, ou o que for mais confortável para você – talvez sua mão dominante. Recorrer aos dedos da mão direita pode ajudar no estresse diário e na categoria que chamamos de "projetos ambientais" – bloqueios energéticos resultantes de estressores no ambiente, tais como hábitos alimentares ou estilo de vida ou até mesmo mudanças meteorológicas. Os dedos da mão esquerda ajudarão em projetos que já existem há muito tempo e/ou projetos crônicos, tais como traumas anteriores ou enfermidades persistentes, bem como problemas hereditários. O dorso dos dedos nos ajudam a inspirar, e o lado da palma ajuda a expirar. Segure-os delicadamente durante três respirações, ou pelo tempo que se sentir confortável.

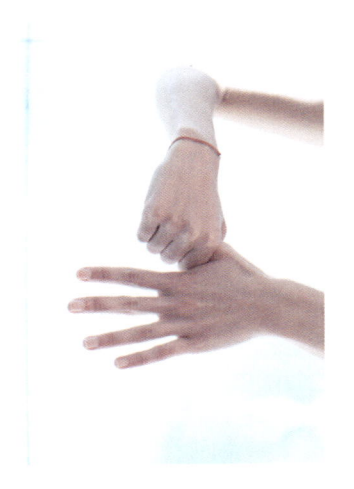

1

Envolva o polegar esquerdo
com a mão direita.

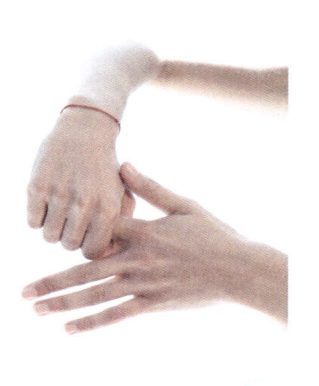

2

Envolva o dedo indicador esquerdo com a mão direita.

3

Envolva o dedo médio esquerdo com a mão direita.

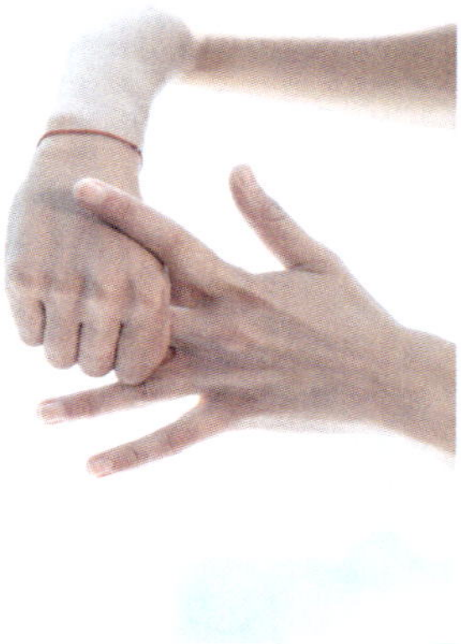

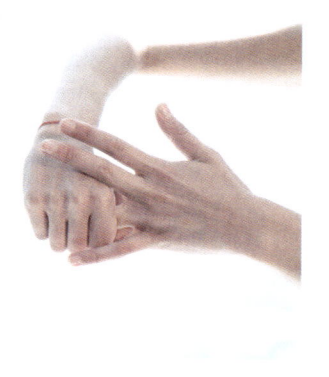

4

Envolva o dedo anular esquerdo com a mão direita.

5

Envolva o dedo mínimo esquerdo com a mão direita.

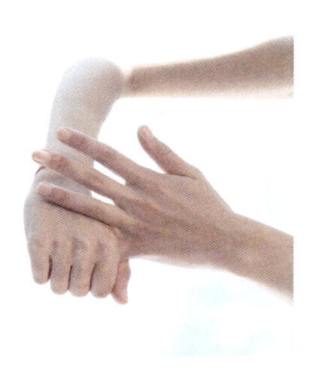

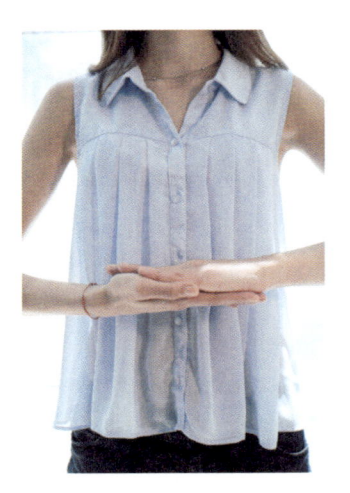

6

Junte as palmas das mãos.

— PRÁTICA DIÁRIA —
As 36 Respirações Divinas

Ao entrar no corpo pelo nariz ou pela boca, o oxigênio doador de vida é absorvido pelo sangue por meio dos capilares presentes na parede dos pulmões. O sangue oxigenado viaja até o coração, o órgão que faz o trabalho pesado e que o bombeia através do corpo. Em muitas práticas de movimento e modalidades físico-espirituais é comum visualizar a respiração, o sopro, percorrendo um caminho mais direto ao longo do corpo (geralmente entrando pelo nariz e saindo pelos dedos das mãos e dos pés) como uma forma de movimentar energia e de relaxar músculos tensos. Esse tipo de "respiração consciente", como pesquisas têm mostrado, pode ser útil para sintomas tão variados como o transtorno de estresse pós-traumático em veteranos e no tratamento da dor em pacientes com câncer. No Jin Shin, usamos a prática como um primeiro passo para movimentar energia estagnada através do corpo.

Em teoria, cada uma das 24 mil respirações que realizamos em qualquer dia seria consciente. Felizmente, os benefícios de uma sessão curta de respiração consciente podem se somar, pois até mesmo pequenas mudanças em nossa eficiência respiratória terão efeitos cumulativos no corpo-mente. Como digo aos meus clientes, é melhor realizar três respirações conscientes do que nenhuma.

No Jin Shin, temos por meta uma prática diária de 36 respirações. Você pode fazer essas respirações enquanto executa sua prática diária de envolver os dedos, respirando três vezes conscientemente por toque, num total de 36. Ou então, opte por nove expirações conscientes quatro vezes por dia. Embora a maioria dos meus clientes faça, logo pela manhã, antes mesmo de sair da cama, sua autoaplicação e sua respiração, quaisquer momentos de tempo livre serão suficientes.

Comece contando cada expiração. A contagem ajuda a focar e acalmar a mente.

Em uma expiração, visualize a respiração fluindo pela parte da frente do corpo, do topo da cabeça até a ponta dos dedos dos pés, expulsando energia estagnada à medida que se movimenta.

Permita que o ritmo da sua respiração se estabeleça de forma natural. Depois de expirar completamente, a inspiração acontecerá sem esforço.

Em uma inspiração, a respiração viaja pela parte de trás do corpo, percorrendo todo o caminho desde os dedos dos pés até o topo da cabeça.

Se você perder a conta, comece de novo ou simplesmente continue trazendo sua percepção de volta à respiração. Com o tempo, até mesmo sua respiração inconsciente irá se tornar automaticamente mais profunda e mais rítmica.

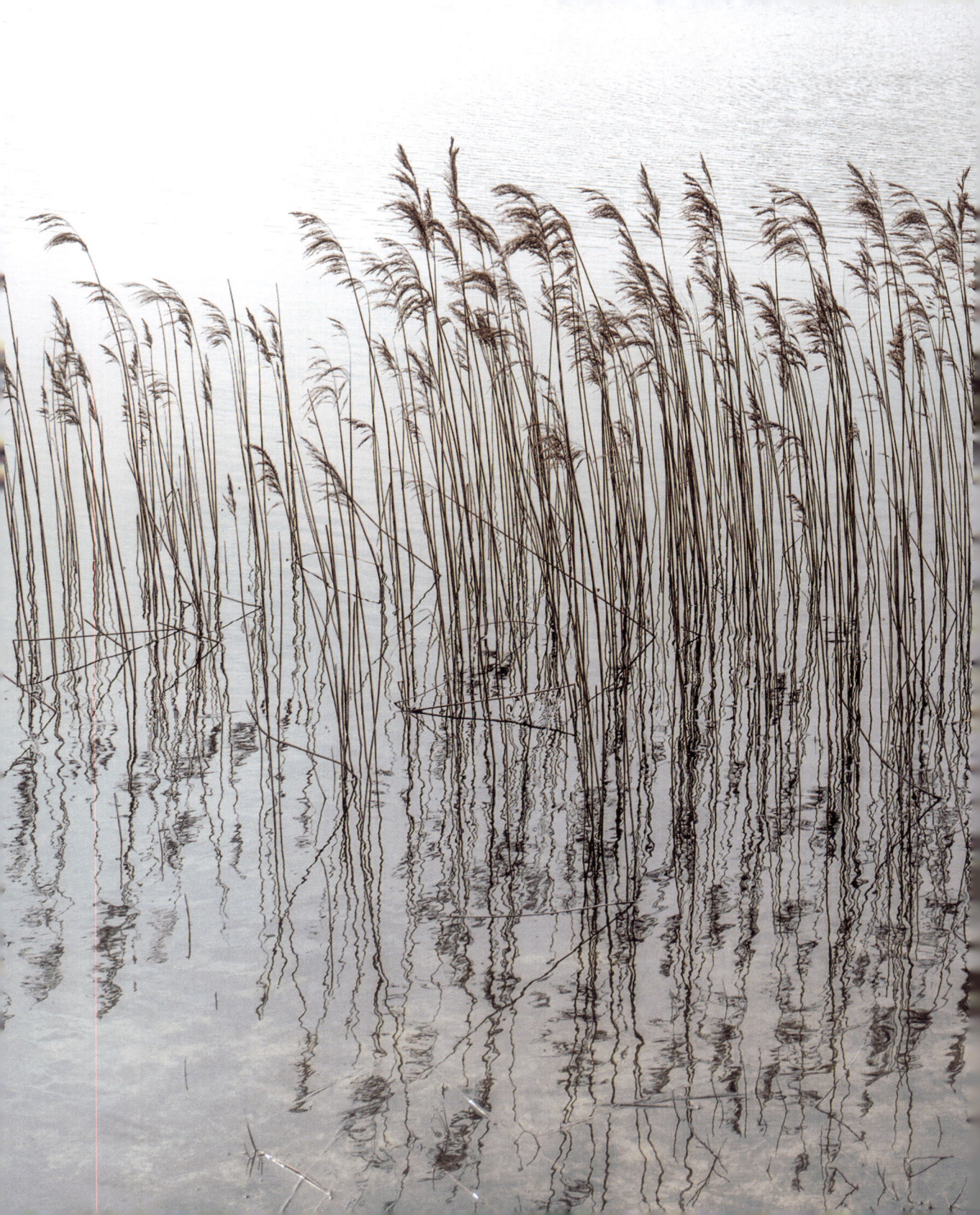

Capítulo 5

Áreas de Segurança da Energia

Agora que mapeamos o potencial energético das mãos, é hora de mergulharmos mais fundo na Arte do Jin Shin e conhecer as áreas de energia localizadas em todas as demais partes do corpo. As 26 Áreas de Segurança da Energia (*Safety Energy Locations* (SELs)) são de importância vital para nossa prática. Localizadas nos lados direito e esquerdo do corpo (com 26 de cada lado) e distribuídas ao longo da parte anterior e posterior do corpo, essas áreas com dimensão de três polegadas (cerca de 7,6 cm, usadas juntamente com os dedos e as vértebras da coluna vertebral e a linha central principal do corpo, são os locais mais importantes para um plano de tratamento de Jin Shin.

Para um praticante de Jin Shin, as SELs são usadas em combinação com os pulsos. Começamos cada sessão "escutando" os pulsos, reunindo, assim, valiosas informações sobre qual energia precisa ser harmonizada. Então, nós usamos as mãos para tratar as SELs e outros pontos vitais do corpo, coletando *feedback* enquanto trabalhamos. Ouvindo a energia espiralando em direção ao núcleo do corpo e voltando às respectivas SELs, deixamos as mãos no local até sentirmos a energia se harmonizar. As pulsações diminuem, se aceleram e/ou estabilizam conforme a energia do cliente entra em alinhamento, enquanto outras pistas energéticas, como excesso de calor, frio, inchaço e congestão ou descoloração, podem se dissipar. Você pode ter alguma dificuldade em discernir esses sinais ao iniciar sua jornada de autocuidado Jin Shin.

Desacelere e respire, e com um pouco de prática, você logo será capaz de "ouvir" a pulsação da energia através das suas SELs.

Cada uma das Áreas de Segurança da Energia tem sua própria história para contar, nos dando amistosos sinais de alerta sobre o nosso estado energético, elas pedem atenção e respondem rapidamente quando a recebem. Embora escutar pulsos seja uma arte complexa, tratar as SELs é algo que cada um de nós pode aprender a fazer.

OS SIGNIFICADOS E OS USOS DAS 26 SELs

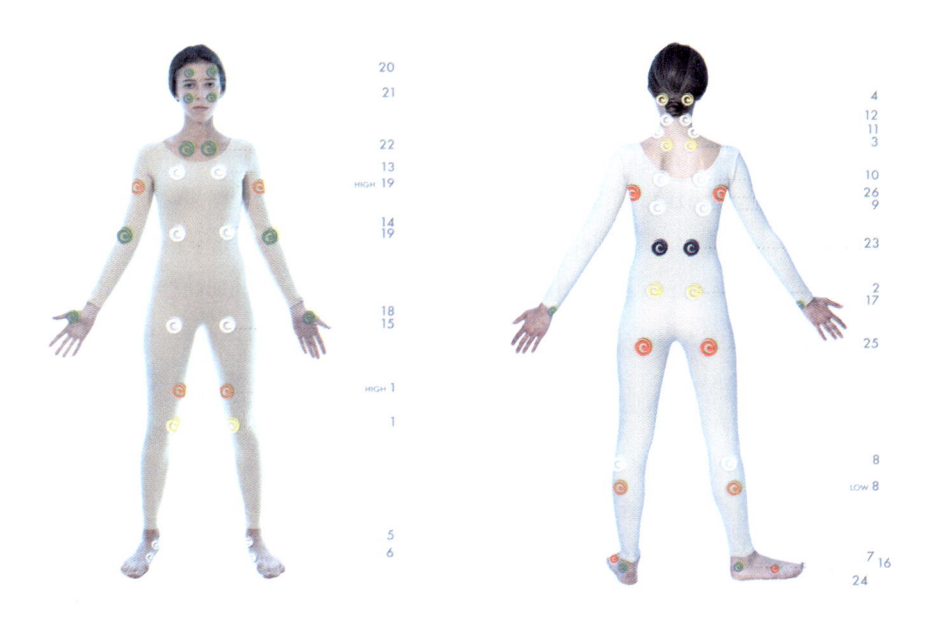

Localizadas na frente e atrás do corpo, as 26 Áreas de Segurança da Energia são as pedras de toque fundamentais da Arte do Jin Shin.

Nas seções a seguir, aprenderemos sobre toques e fluxos que combinam SELs. Tocar SELs específicas, em combinação ou em sequências específicas com outras áreas, permitirá que a energia estagnada seja liberada e volte a fluir de maneira harmoniosa. Esta é a essência do Jin Shin, tanto quando aplicado por um praticante profissional quanto como ferramenta de autocuidado.

Uma introdução aos usos e significados de cada SEL, a próxima seção se destina a ajudá-lo a se familiarizar com o mapa energético do seu corpo, como entendido na Arte do Jin Shin. Sendo, principalmente, uma ferramenta de referência, ela ajudará a refrescar sua memória sobre a localização e usos das SELs ao praticar os fluxos a partir da página 63. Não há necessidade de praticar os toques em cada uma das SELs ou de memorizar seus usos para fazer autoaplicação. Se você estiver curioso a respeito de uma SEL em particular ou se uma determinada SEL "falar" com você, vá em frente! (E se você se encontrar voltando inconscientemente a uma de suas SELs em sua vida cotidiana, agora você saberá por quê.)

Juntamente com suas propriedades físicas, cada uma das áreas tem um "significado universal" — uma função espiritual e emocional que é desbloqueada quando a energia flui de maneira harmoniosa. Quando você conhece o significado universal das SELs, você pode compreender exatamente onde você está na sua vida espiritual, emocional e fisicamente — as SELs sempre dizem a verdade. Essas são algumas das mais belas propriedades das Áreas de Segurança da Energia. Três dessas SELs aparecem em locais duplos, mais altos ou mais baixos do que a SEL principal; essas variações em locais "altos" ou "baixos" funcionam dentro das mesmas qualidades e com funções semelhantes, mas em um nível diferente de densidade energética.

SEL 1: O MOVIMENTADOR PRINCIPAL

Localizada na parte interna do joelho, onde os ossos da coxa e da tíbia se conectam.

Significado universal: Criar movimento tanto no plano físico como no emocional.

Expressões físicas: Digestão, dores de cabeça, respiração.

Nota: Esta área aparece em duas iterações, como SEL 1 e SEL 1 Alto.

SEL 2: SABER INATO

Localizada no topo do quadril, na área lombar.
Significado universal: Desbloquear a sabedoria e inteligência de iluminação com a qual nós viemos ao mundo.
Expressões físicas: Dor nas costas, tensão e estresse nas pernas, respiração, eliminação.

SEL 3: A RESPIRAÇÃO

Localizada na parte superior da escápula.
Significado universal: Descarregar e receber – a porta giratória da inspiração e da expiração
Expressões físicas: Respiração, resfriados, febre, dor de garganta, dor no ombro.

SEL 4: A PONTE

Localizada na base da cabeça, na saliência occipital.
Significado universal: Trazer aquilo que não tem forma para a forma, a inconsciência para a consciência, o espírito para a matéria.
Expressões físicas: Dor de cabeça, olhos, garganta, tontura.

SEL 5: REGENERAÇÃO

Localizada logo abaixo do osso do tornozelo na parte interna dele, sob a extremidade inferior da fíbula.
Significado universal: Liberdade com relação ao medo e à escravidão mental, permitindo a expressão do nosso eu verdadeiro.
Expressões físicas: Congestão no peito, desconforto digestivo, transtornos de audição, tensão nas costas e no quadril, órgãos reprodutivos.

SEL 6: A RAIZ

Localizada na sola do pé.
Significado universal: Trazer equilíbrio e harmonia ao nos enraizar.
Expressões físicas: Costas, respiração, pés.

SEL 7: QUIETUDE

Localizada na sola do dedão do pé.
Significado universal: Nos conectar da cabeça aos dedos do pé (o ponto na ponta do dedo do pé, onde a expiração se torna a inspiração e há um momento de completa quietude) e permitir um novo ciclo de renovação.
Expressões físicas: Limpa a mente e a cabeça, dores de cabeça, convulsões, problemas digestivos.

SEL 8: INFINITO

Localizada na lateral externa da parte de trás do joelho.
Significado universal: Assim como acima, também abaixo. Conecta a parte de cima e de baixo do nosso corpo.
Expressões físicas: Assimilação, funções de eliminação e de reprodução, quadris, costas e tensão muscular.
Nota: Essa área aparece em duas iterações, como SEL 8 e SEL 8 Baixo.

SEL 9: FINAIS

Localizada na altura da parte inferior da escápula, entre a escápula e a coluna vertebral.
Significado universal: Todo fim é a semente de um novo começo.
Expressões físicas: Congestão no peito, nos pés, no quadril oposto.

SEL 10: COMEÇOS

Localizada entre a escápula e a coluna vertebral, no ponto médio da escápula.
Significado universal: Receber abundância e permitir a chegada do novo ciclo.
Expressões físicas: Congestão no peito, pressão arterial, coração, garganta e voz, ombros, joelhos.

SEL 11: DESCARREGAR

Localizada na parte superior do ombro, onde o pescoço se curva encontrando o ombro.
Significado universal: Liberar o estresse, as toxinas e os padrões ancestrais, bem como padrões de estilo de vida.
Expressões físicas: Tensão no ombro e no pescoço, nos braços, nas mãos.

SEL 12: ENTREGA

Localizada no meio do pescoço, entre a base da cabeça e os ombros.
Significado universal: Se entregar a um poder superior, confiar em algo maior do que o eu individual.
Expressões físicas: Pescoço, cabeça, quadris, braços.

SEL 13: CRIATIVIDADE

Localizada no meio do peito, na altura da terceira costela.
Significado universal: Criação e amor, transitar com graça pelas emoções.
Expressões físicas: Respiração, apetite, funções reprodutivas, tensão nos ombros e no pescoço.

SEL 14: NUTRIÇÃO

Localizada na parte inferior da caixa torácica.
Significado universal: A chave para a linha da cintura e para a nossa sensação de ser, trazendo sustento e equilíbrio em nossas vidas.
Expressões físicas: Cérebro, digestão, respiração, manutenção do equilíbrio acima e abaixo da cintura.

SEL 15: O DOADOR DE ALEGRIA

Localizada na região da virilha na parte superior da coxa.
Significado universal: Curar corações partidos e ossos quebrados e harmoniza cada uma das emoções, com ênfase especial na felicidade e na diversão.
Expressões físicas: Circulação, coração, pernas, inchaço.

SEL 16: TRANSFORMAÇÃO

Localizada na parte externa do tornozelo, abaixo do osso do tarso.
Significado universal: Quebrar o velho e trazer o novo.
Expressões físicas: Eliminação, sistema reprodutor, tensão na cabeça e no pescoço, tônus muscular.

SEL 17: INTUIÇÃO

Localizada na parte externa do pulso, na direção do dedo mínimo.
Significado universal: Abrir caminho para a nossa intuição brilhar, acalmando a mente e os nervos para que possamos nos sintonizar com nossa intuição ressentimentos.
Expressões físicas: Equilibra os sistemas nervoso e reprodutor, tornozelos, pulsos.

SEL 18: MENTE PACÍFICA

Localizada no lado da palma da mão, na base do polegar.
Significado universal: Individualidade e aquietamento da mente. À noite, traz relaxamento profundo e sono tranquilo; de dia, permite que a personalidade individual brilhe como uma luz.
Expressões físicas: Sono, respiração, cabeça.

SEL 19: O COMANDANTE

Localizada no sulco do cotovelo, na linha do polegar.
Significado universal: Liderança e autoridade interna e no mundo externo, nos colocando no comando de nossa vida.
Expressões físicas: Respiração, digestão, braços.
Nota: Este ponto aparece em duas iterações, como SEL 19 e SEL 19 Alto.

SEL 20: MENTE CLARA

Localizada na testa, logo acima da sobrancelha.
Significado universal: Eternidade e o olho que tudo vê – a chave da memória e da clareza de pensamento.
Expressões físicas: Peito, coração, cabeça, ouvidos, olhos, equilíbrio.

SEL 21: MENTE CALMA

Localizada na parte inferior da maçã do rosto.
Significado universal: Segurança, construção de nossa autoestima para criar paz de espírito.
Expressões físicas: Equilíbrio, tontura, estresse mental, equilíbrio de peso.

SEL 22: EXPIRAÇÃO

Localizada na parte abaixo da clavícula.
Significado universal: Criar conforto e adaptabilidade, nos permitindo o ato de soltar.
Expressões físicas: Equilíbrio mental, emocional, digestivo e físico; tensão e estresse.

SEL 23: O DESTEMIDO

Localizada na parte média das costas.
Significado universal: Controlador do destino humano, banir o medo.
Expressões físicas: Circulação, função suprarrenal, fadiga, ansiedade.

SEL 24: O PACIFICADOR

Localizada na parte superior do lado externo do pé, na direção da bifurcação entre o dedo mínimo do pé e o dedo anular.
Significado universal: Dissipação de emoções caóticas a fim de trazer a paz.
Expressões físicas: Tornozelos, pés, sistema esquelético.

SEL 25: O REGENERADOR

Localizada no osso que sustenta nosso corpo quando nos sentamos (ísquio).
Significado universal: Rejuvenescimento e regeneração.
Expressões físicas: Prontidão, digestão, costas.

SEL 26: COMPLETUDE

Localizada na borda externa da escápula, perto da axila.

Significado universal: A última SEL, trazendo sensação de completude e força vital.

Expressões físicas: Força vital, dormência no braço, circulação, fadiga.

Cores, Profundidades e SELs

Embora a numeração das Áreas de Segurança da Energia possa parecer aleatória, há uma lógica em seu sequenciamento. O sistema de numeração corresponde ao movimento cíclico de energia que vai da superfície da pele até o sistema esquelético e o âmago do corpo, com os números aumentando à medida que a energia viaja mais profundamente no corpo. As áreas coloridas nas imagens representam os ciclos de energia, ou "Profundidades", às quais os praticantes de Jin Shin recorrem para ajudá-los a orientar seus planos de tratamento. Você não precisa memorizar o sistema de Profundidades para aplicar os toques e fluxos simples deste livro, pois cada conjunto de instruções contém tudo o que você precisa saber. Se está curioso a respeito do sistema de taxonomia Jin Shin, continue lendo...

Primeira Profundidade (Amarelo). As quatro primeiras áreas se referem ao primeiro ciclo de energia. Correspondendo à pele superficial e mantendo uma relação com os Fluxos Estômago e Baço, elas estão associadas à atitude emocional de preocupação.

Segunda Profundidade (Branco). O segundo ciclo de energia vai da SEL 5, localizada logo abaixo do osso do tornozelo, na parte interna, até a SEL 15, localizada na parte superior da coxa junto à virilha. Essa Profundidade corresponde a projetos da pele profunda e aos Fluxos Pulmão e Intestino Grosso, relacionada às atitudes emocionais de tristeza e luto.

Terceira Profundidade (Verde). O terceiro ciclo de energia, espiralando mais profundamente no corpo, começa na SEL 16, na parte externa do tornozelo abaixo do osso dele, e termina na SEL 22, logo abaixo da clavícula. Relacionada à atitude emocional de raiva, essas áreas estão ligadas aos Fluxos Fígado e Vesícula Biliar e correspondem à essência do sangue.

Quarta Profundidade (Azul). O quarto ciclo de energia está relacionado aos músculos. Localizado energeticamente na SEL 23, no meio das costas, se relaciona à atitude emocional de medo e com os Fluxos Bexiga e Rim.

Quinta Profundidade (Vermelho). O quinto ciclo de energia desce em espiral até o nível do esqueleto e o âmago do corpo. Localizada entre a SEL 24, próxima da borda externa do pé, e a SEL 26, na extremidade externa da escápula, a Quinta Profundidade está ligada à atitude emocional de "esforço ou tentar" (*trying to*) e aos Fluxos Coração e Intestino Delgado.

Sexta Profundidade (Vermelho-Escuro). A Sexta Profundidade, à qual se tem acesso pela palma da mão (consulte a página 44), onde todas as funções de órgãos se reúnem, é considerada um nível de densidade energética que tudo inclui e que cuida de todas as cinco Profundidades e de todo o corpo. Trabalhando sobre a totalidade de corpo, mente e espírito, é expressa nos Fluxos Diafragma e Umbigo.

Este sistema de Profundidades coloridas também pode ser visto no diagrama da mão, mencionado pouco acima, no qual cada dedo, juntamente com a palma da mão, se relaciona a uma Profundidade específica e tipo de projeto: pele superficial, pele profunda, sangue, músculo, esqueleto ou projeto abrangente.

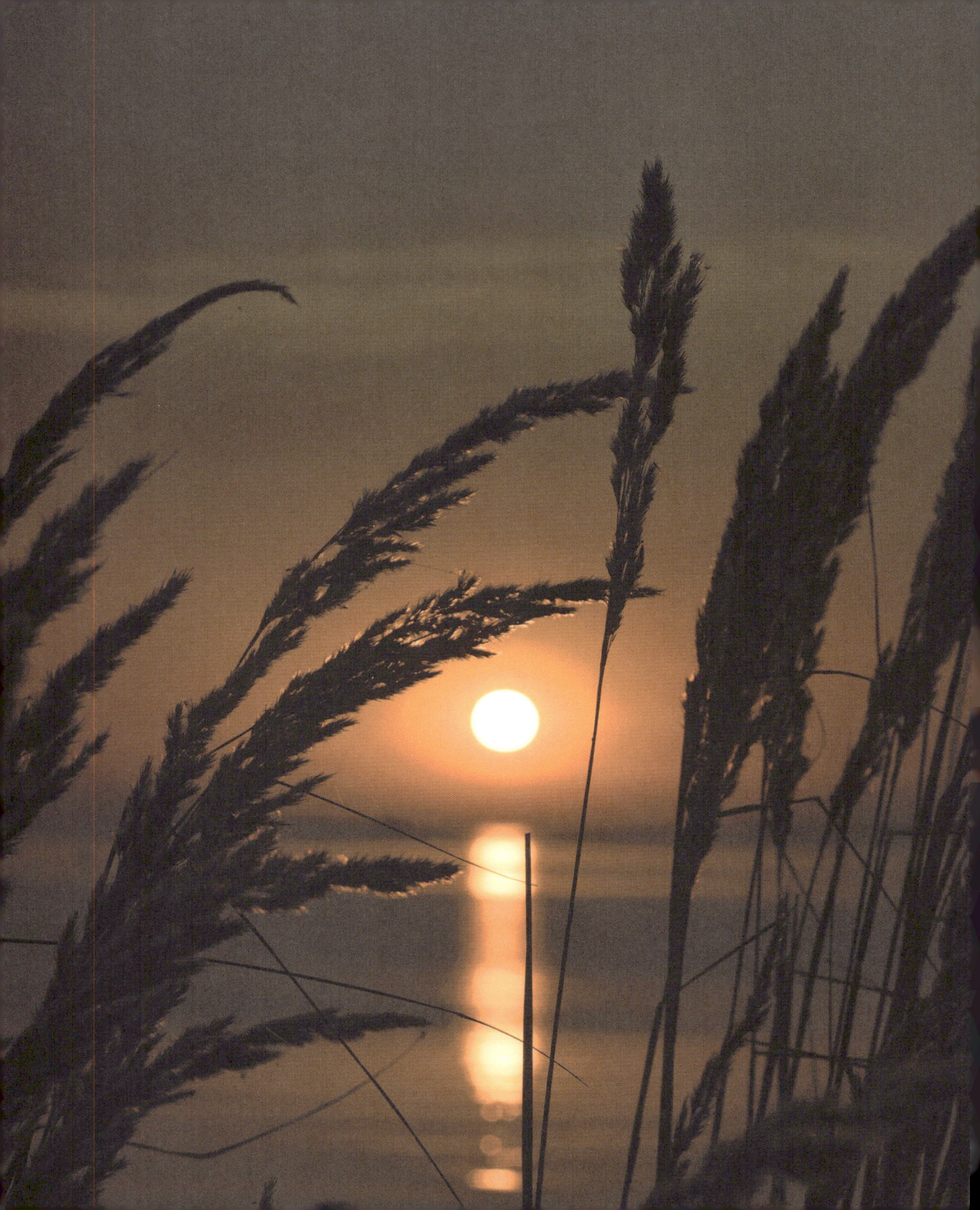

Capítulo 6

Os "Três Primeiros" Fluxos

Embora a energia se movimente através do corpo em um ciclo contínuo, vários caminhos energéticos ocupam um lugar de importância primordial na Arte do Jin Shin, entre eles os três principais fluxos harmonizadores, conhecidos como os "Três Primeiros". Emanando da fonte universal de energia, esses fluxos estão em perfeita harmonia e estabelecem a planta daquilo que finalmente ocorre no corpo, à medida que a energia se torna mais densa e se transforma em matéria.

Durante Quanto Tempo se Deve Manter um Toque

Geralmente, leva cerca de vinte minutos para se completar um "padrão de circulação" como o dos três fluxos descritos nas páginas seguintes. Muitos dos meus clientes praticam trinta minutos de autoaplicação diária, um período que pode se estender a sessões mais longas. Para uma necessidade específica, você pode segurar um dedo ou manter o toque sobre uma SEL durante alguns minutos e sentir resultados imediatos. Quando você começa a sintonizar melhor suas pulsações, você pode sincronizar seus toques com as mudanças energéticas do seu corpo. Você pode sentir uma pulsação rápida desacelerar e se tornar mais regular, ou uma pulsação fraca ficar mais forte, e

> passar para o próximo toque ou para o próximo fluxo à medida que a energia em seu corpo se equilibra. Um toque pode ser mantido durante um período que vai de sessenta segundos a vinte minutos – não há maneira errada de praticar Jin Shin.
>
> Receber Jin Shin de outra pessoa intensifica seus efeitos, de modo que as sessões são mantidas até uma hora no máximo, enquanto o autocuidado não tem limite.
>
> Outra opção consiste em alinhar os toques com seu ciclo de respiração. Para aprender mais, veja "As 36 Respirações Divinas" na página 48.

Como os "Três Primeiros" Fluxos são úteis para lidar com qualquer desequilíbrio energético no corpo, eles são também um ótimo lugar para começar. Ou então, vá em frente e comece com algumas posições mais específicas que aparecem mais adiante no livro – não há um caminho "errado" para abordar o autocuidado com o Jin Shin e, à medida que você se torna mais sensível ao efeito do Jin Shin em seu corpo, você encontrará as rotinas que funcionam melhor no seu caso. Qualquer posição ou fluxo começará a movimentar energia estagnada no corpo, e isso é uma coisa boa!

O FLUXO DA FONTE CENTRAL PRINCIPAL

A Fonte Central Principal, um fluxo polivalente que os praticantes de Jin Shin aplicam constantemente, é um fluxo que eu ensino a todos os meus clientes como uma prática de manutenção diária. É a nossa conexão central com a energia da fonte. Esse fluxo atua sobre o sistema endócrino e permite que a energia circule em uma trajetória oval até o centro frontal do corpo. Circulando do topo da cabeça ao longo do esterno até o osso pubiano e através do cóccix, a energia volta a subir para o topo ao longo da coluna vertebral e por sobre a cabeça. Dependendo da hora do dia, a rotina pode ser ativadora ou calmante. Muitos clientes relatam que a usam na cama à noite e pegam no sono antes mesmo de terminarem o fluxo. Por outro lado, quando é realizado de manhã, ele pode ter efeitos energizantes e tonificantes. Experimente com o horário e veja o que funciona para você.

> ### Esquerdo ou Direito? Uma Nota sobre Como Usar Fluxos
>
> Para economizar espaço e evitar confusões, descrevemos e fotografamos cada fluxo e cada posição apresentados neste livro em apenas um dos lados do corpo – geralmente o lado esquerdo, com algumas exceções. O Fluxo Fonte Central Principal descrito acima é mostrado em sua totalidade. Como cada Área de Segurança da Energia aparece em ambos os lados do corpo, esquerdo e direito, a maioria dos fluxos e toques pode ser invertida ou aplicada em ambos os lados, dependendo de suas necessidades energéticas.
>
> Em geral, o lado esquerdo do corpo se liga a predisposições genéticas e traumas do passado, enquanto o lado direito diz respeito ao estilo de vida e aos estresses ou eventos no presente. O lado esquerdo do corpo constrói, enquanto o lado direito quebra acúmulos. O lado esquerdo do corpo está conectado à energia descendente, enquanto o lado direito ajuda a energia ascendente.
>
> Nenhum fluxo apresentado neste livro pode causar dano; então, experimente para ver o que o seu corpo precisa. Em alguns casos (onde essa observação é destacada), aplicar o fluxo inverso terá efeito sobre sintomas diferentes e relacionados; por isso, verifique as instruções antes de proceder à prática.

Comece colocando a ponta dos dedos da mão direita no topo da cabeça e então siga os passos ilustrados nas imagens apresentadas a seguir.

1

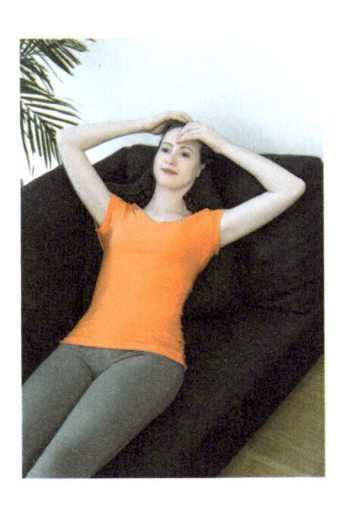

Coloque a ponta dos dedos da mão direita no centro do topo da cabeça (mantenha a mão direita no mesmo lugar até o último passo) e a ponta dos dedos da mão esquerda entre as sobrancelhas.

O QUE ESTE FLUXO AJUDA: memória, clareza mental, foco, estresse, insônia e é um diurético natural.

2

Mova a ponta dos dedos da mão esquerda até o pequeno canal sob a ponta do seu nariz.

O QUE ESTE FLUXO AJUDA: funções reprodutivas e a energia de geração e de regeneração por todo o corpo.

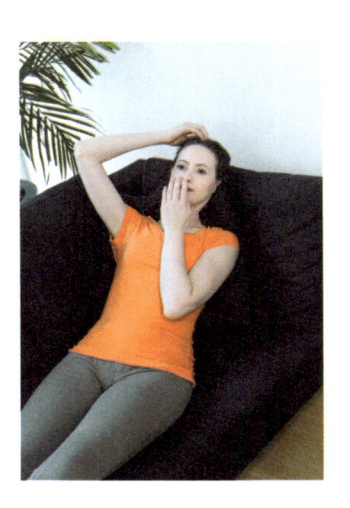

3

Mova a ponta dos dedos da mão esquerda até a reentrância entre as clavículas.

O QUE ESTE FLUXO AJUDA: tireoide, paratireoide, voz, respiração, comunicação e absorção de cálcio.

4

Mova a ponta dos dedos da mão esquerda para o centro do esterno.

O QUE ESTE FLUXO AJUDA: pulmões, respiração, coração, o ser emocional; também harmoniza hormônios do crescimento e do apetite e trabalha sobre os sistemas imunológico e reprodutor.

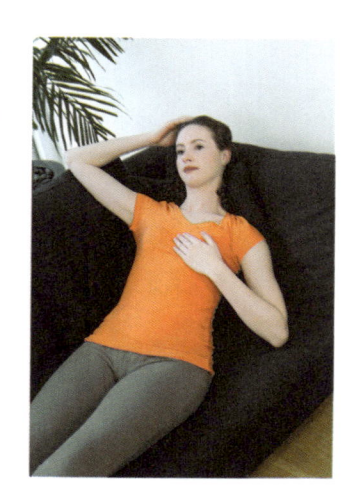

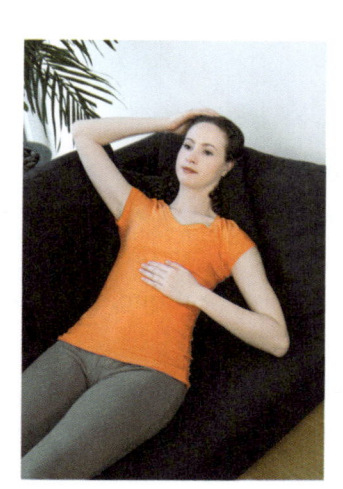

5

Mova a ponta dos dedos da mão esquerda até a base do esterno.

O QUE ESTE FLUXO AJUDA: fígado, vesícula biliar, estômago, baço, suprarrenais, estresse mental, equilíbrio do apetite e ansiedade.

6

Mova a ponta dos dedos da mão esquerda até o osso pubiano.

O QUE ESTE FLUXO AJUDA: a fonte de energia vital descendente, fortalecendo a coluna vertebral e o sistema reprodutor.

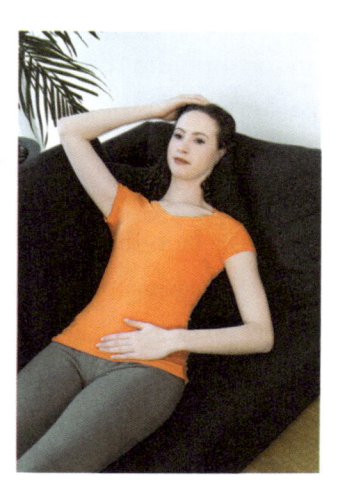

7

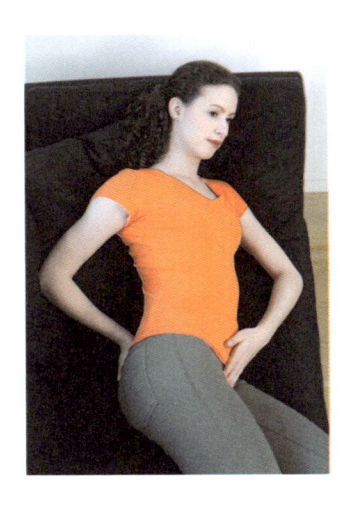

Agora mova a mão direita para o cóccix, mantendo a esquerda sob o osso pubiano.

O QUE ESTE FLUXO AJUDA: circulação total no corpo, ajudando a energia a ascender ao longo da coluna vertebral.

O FLUXO SUPERVISOR

Atuando no equilíbrio lateral de energia ao longo do corpo, o Fluxo Supervisor é uma ferramenta útil para manutenção diária. Se você sente tensão, dor ou mesmo falta de jeito em um dos lado do corpo (alguns de nós tendem a esbarrar em coisas no lado dominante do corpo), pratique o fluxo correspondente.

Mantenha cada passo até sentir suas pulsações se harmonizarem. Além dos sintomas físicos imediatos, o fluxo completo abrange problemas emocionais subjacentes que tendem a se acumular ao longo de linhas verticais, atuando como um "rapidinho" para cada uma das SELs. Testemunho do preço que pagamos pelos nossos estados emocionais e pela pressão diária que muitos de nós enfrentamos, o lado direito do corpo revela o acúmulo de desgaste decorrente do nosso estilo de vida e dos estressores ambientais. Se estamos *fazendo* muito, o lado direito do corpo nos informará. O lado esquerdo do corpo nos conta a história de nossas predisposições genéticas, bem como de nossas histórias pessoais. Tanto os estressores físicos como os emocionais do passado deixam aqui sua marca energética, e o lado esquerdo também envia alertas quando estamos *tentando* demais, o que tira nosso corpo do fluxo. Recomendo a aplicação desse fluxo dos dois lados. Ele ajuda todas as 26 SELs!

1

Coloque a mão direita sobre o ombro esquerdo (SEL 11), e a mão esquerda na parte superior da coxa esquerda, perto da virilha (SEL 15).

O QUE ESTE FLUXO AJUDA: na expiração e no movimento da energia que sobe pela coluna vertebral, e também com quaisquer problemas que ocorram na parte de trás do corpo, de dores nas costas a problemas nos rins.

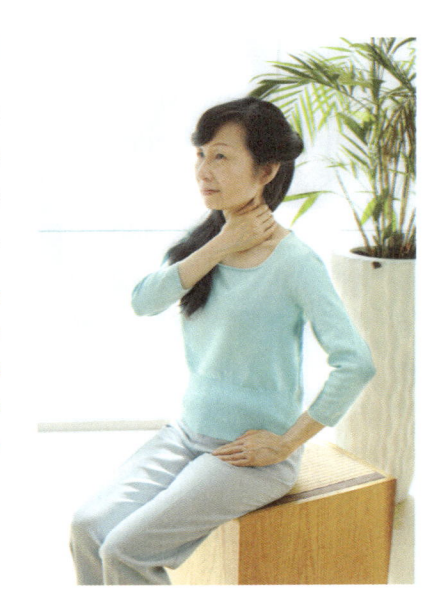

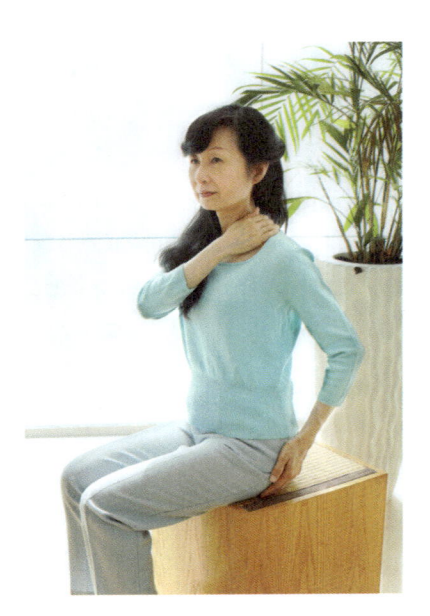

2

Mantendo a mão direita no mesmo lugar, mova a mão esquerda para o ísquio esquerdo (SEL 25).

O QUE ESTE FLUXO AJUDA: na inspiração e no movimento da energia que desce pela frente do corpo, juntamente com quaisquer problemas que ocorrem na frente do corpo, desde problemas digestivos até sintomas no baço, pâncreas, fígado e vesícula biliar.

O FLUXO MEDIADOR

O Fluxo Mediador começa o movimento energético da direita para a esquerda e da esquerda para a direita. Nossas emoções podem fazer que essa energia crie caos e produza desarmonia no corpo. Sendo muitas vezes a principal causa da presença de mal-estar (*dis-ease*)* no corpo, este fluxo circula em espiral de um lado para o outro do corpo, ramificando-se a partir do Fluxo Supervisor e dando origem aos nossos pensamentos, sentimentos e palavras. O autocuidado diário pode ser extremamente útil.

Sua resposta ao Fluxo Mediador variará dependendo das suas necessidades energéticas. Como observou uma de minhas clientes, aplicando o fluxo ao acordar muito cedo permitiu que ela voltasse a dormir, enquanto aplicar o fluxo depois de toda uma noite de sono permitiu sacudir as teias de aranha e dar o pontapé inicial no seu dia.

Nota: no Jin Shin, usamos a expressão "mal-estar" (*dis-ease*) para designar uma falta de harmonia em um nível energético que, se não for harmonizado, pode acabar se transformando efetivamente em *doença* (*disease*) como a palavra é comumente entendida.

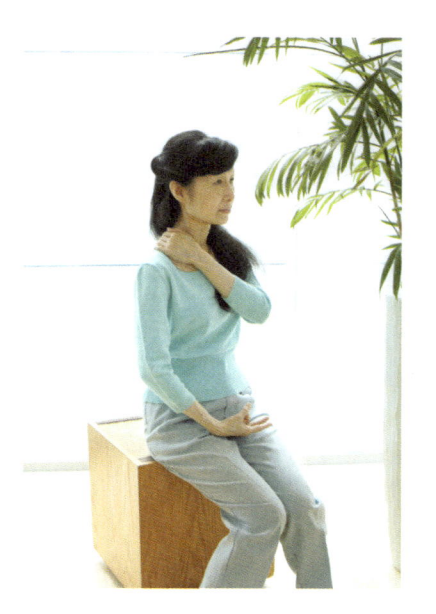

Coloque o dedo polegar direito sobre a unha do dedo anular da mão direita e a mão esquerda sobre o ombro direito (SEL 11). Junte os joelhos (SEL 1).

O QUE ESTE FLUXO AJUDA: demonstrado como um fluxo do lado direito, equilibrando os lados direito e esquerdo do corpo, traz harmonia ao medo – a principal causa de doença.

---

* Veja a nota de rodapé na página 43 (N. do T.)

Capítulo 7

Os Fluxos dos Doze Órgãos

Na Arte do Jin Shin, a energia é considerada a base de tudo na vida. A energia em nosso corpo é a mesma energia que alimenta as estrelas e o Sol – e a mesma energia cria todas as plantas, animais e matéria viva na Terra e além dela. Quando a energia se adensa e se transforma em matéria no corpo, ela acaba por criar nossos órgãos, ossos, células da pele, músculos e folículos capilares em um processo contínuo de regeneração e criação, uma progressão que é vividamente resumida no que chamamos "Fluxos de Órgãos". Esses 12 caminhos energéticos seguem padrões intrincados que, eventualmente, encontram seu nexo no órgão específico segundo o qual eles são nomeados – Pulmão, Intestino Grosso, Estômago, Baço, Coração, Intestino Delgado, Bexiga, Rim, Diafragma, Umbigo, Vesícula Biliar e Fígado.

Seguindo um ritmo circadiano interno, os Fluxos de Órgãos atingem seu pico em horários específicos durante o dia, permitindo relacionar nossos altos e baixos diários com um fluxo específico.

Quando os Fluxos de Órgãos estão em equilíbrio, o corpo alcança perfeita harmonia – o estado ideal de um corpo em sintonia com a energia universal, a matéria-prima de sua formação. A harmonia pode ser perturbada por alimentos que ingerimos diariamente e por hábitos de trabalho, predisposições hereditárias, estilo de vida, condições ambientais (toxinas na água ou no ar, extremos na temperatura ou nas condições climáticas), ansiedades mentais e emocionais, ou traumas físicos. Ao longo de extensos períodos de tempo, esses estressores são absorvidos pelo sistema, fazendo que um ou mais dos 12 Fluxos de Órgãos acelerem, desacelerem, desviem ou fiquem congestionados. Jin Shin a postos para o resgate!

OS FLUXOS

Na seção seguinte você vai aprender alguns atalhos fáceis para determinar quais dos Fluxos de Órgãos é preciso harmonizar. Primeiro, vamos dar uma olhada nos fluxos completos e aprender quais sistemas do corpo e da mente eles afetam. Você pode praticar cada um dos Fluxos de Órgãos, observando como você se sente ou verificando se há, nos usos tradicionais, um sintoma contra o qual você pode estar lutando. Você também pode usar as ilustrações nas páginas seguintes para verificar se algum desconforto ou problema que você sente corresponde ao caminho que um determinado Fluxo de Órgão percorre. Por exemplo, dor no polegar está relacionada ao Fluxo Pulmão examinado a seguir, enquanto dor na parte externa da perna pode estar relacionada ao Fluxo Vesícula Biliar, ilustrado na página 97.

Se você não tiver certeza sobre a localização de uma SEL descrita nas instruções, verifique os números das Áreas de Energia de Segurança listados aqui nas ilustrações na página 51. E, como é o caso da maioria dos fluxos examinados no livro, você pode inverter as instruções para aplicar o lado oposto do fluxo.

Fluxo Pulmão

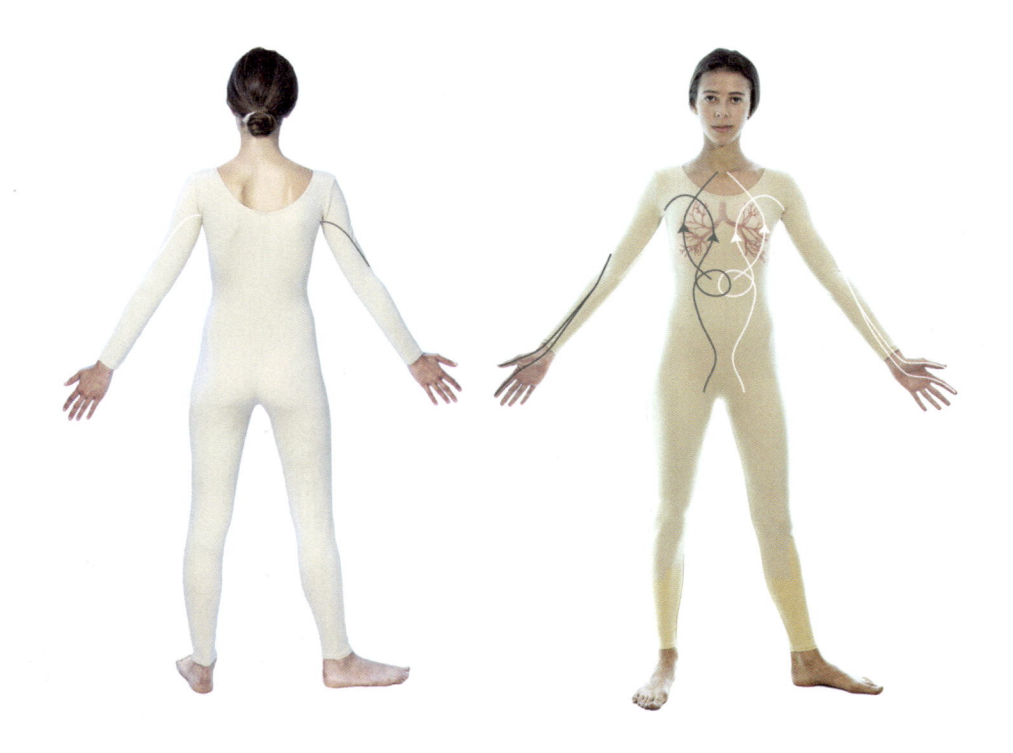

Ponto inicial: **estômago**
Ponto final: **unha do polegar e unha do indicador**
Atitude emocional: **tristeza e luto**
Tradicionalmente usado para: **projetos pulmonares, tosse, congestão no peito, suores noturnos, cotovelo de tenista (epicondilite lateral)**

1

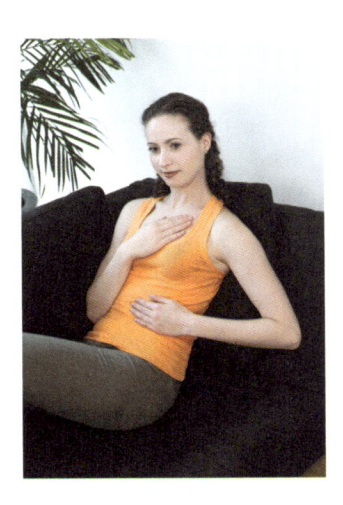

Coloque a mão direita abaixo da clavícula esquerda (SEL 22) e a mão esquerda na base das costelas esquerdas (SEL 14). Mantenha a mão esquerda na SEL 14 durante todo o fluxo.

2

Desloque a mão direita para a parte superior do braço esquerdo (SEL 19 Alto).

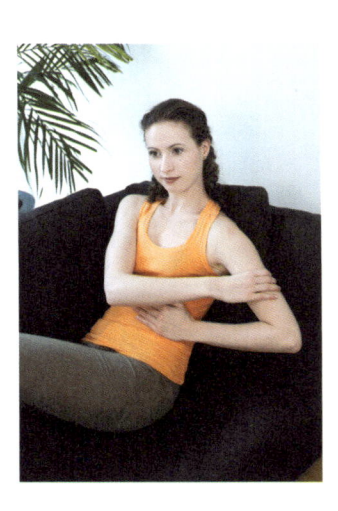

3

Mova a mão direita para a base do polegar esquerdo (SEL 18).

4

Coloque a mão direita sobre o ombro esquerdo (SEL 11).

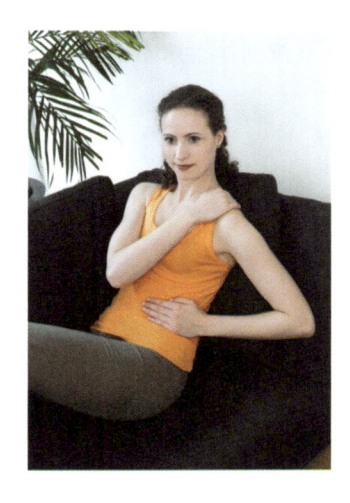

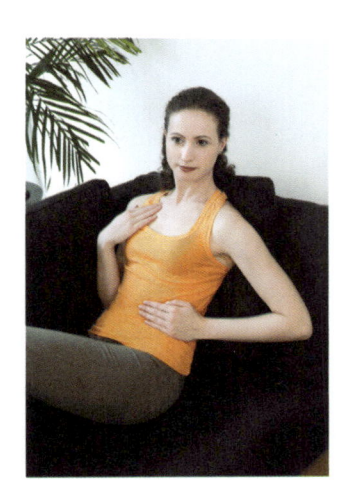

5

Mova a mão direita para abaixo da clavícula direita (SEL 22).

6

Mova a mão direita para o meio do lado direito do peito, acima do seio (SEL 13).

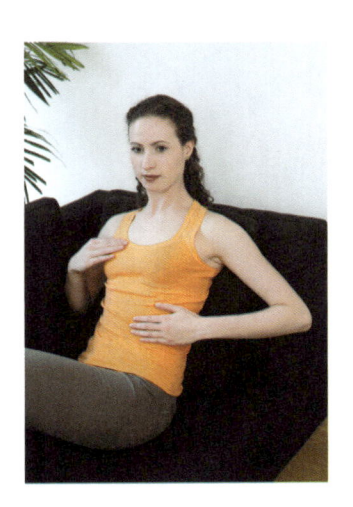

Fluxo Intestino Grosso

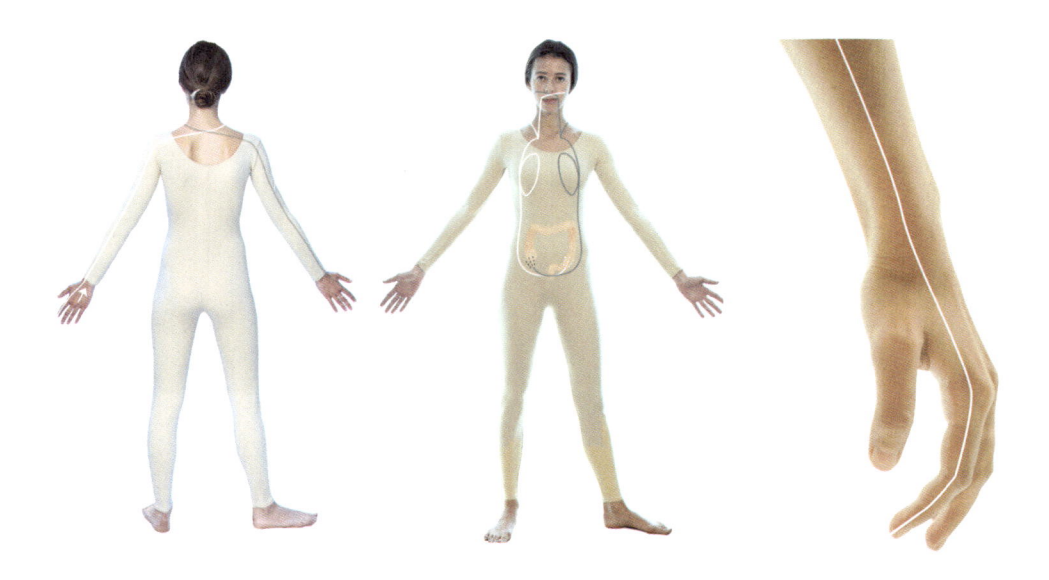

Ponto inicial: ponta do dedo indicador
Ponto final: maçã do rosto oposta
Atitude emocional: tristeza e luto
Tradicionalmente usado para: inchaço na face, dor de dente, sangramentos nasais, garganta entumecida, dedo indicador rígido, dor na parte superior do braço

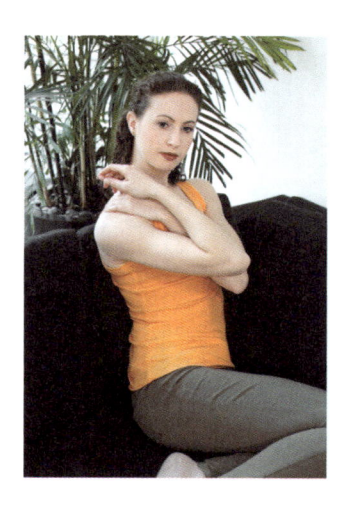

1
Segure o dedo indicador esquerdo com a mão direita e coloque a mão esquerda sobre o ombro direito (SEL 11). Mantenha a mão esquerda na SEL 11 direita durante todo o fluxo.

2

Mova a mão direita para o meio do peito do lado direito (SEL 13).

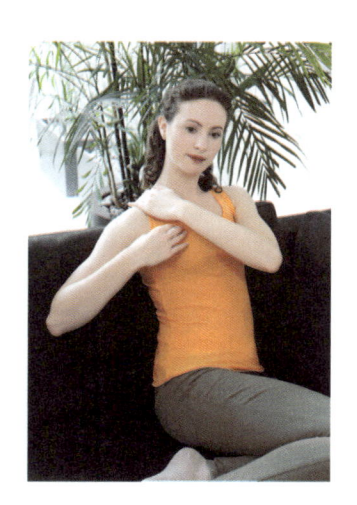

3

Mova a mão direita para a base das costelas direitas (SEL 14).

4

Mova a mão direita para a base do osso malar (maçã do rosto) esquerdo (SEL 21).

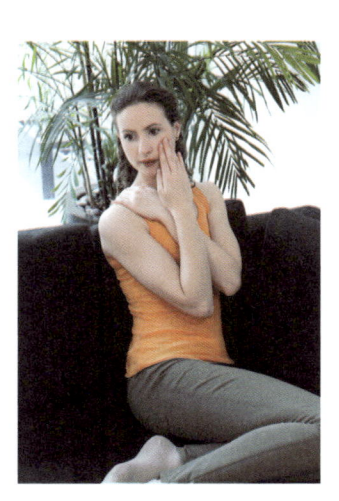

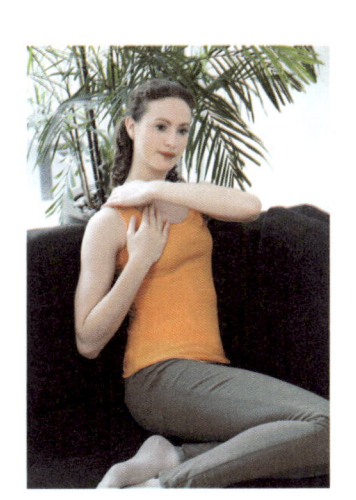

5

Mova a mão direita para abaixo da clavícula direita (SEL 22).

6

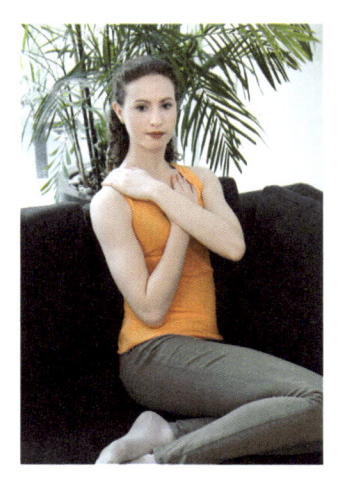

Mova a mão direita para abaixo da clavícula esquerda (SEL 22).

Fluxo Estômago

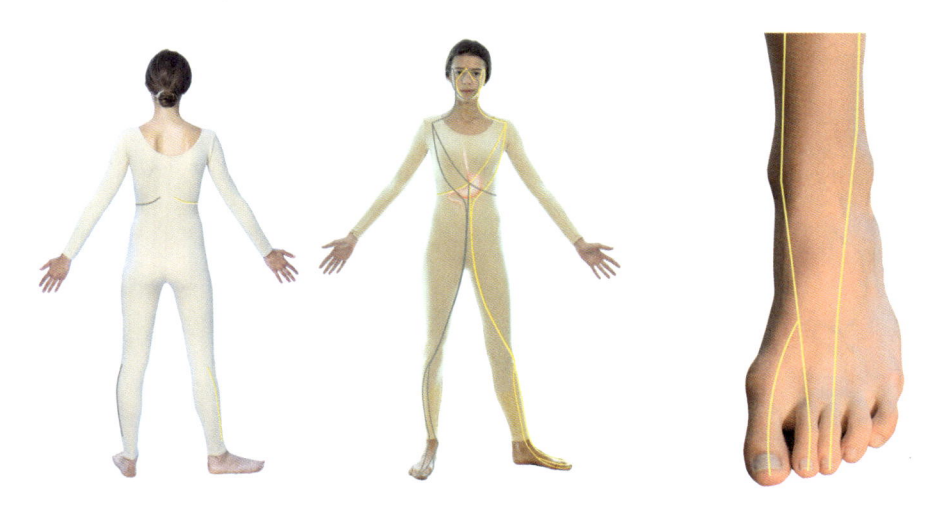

Ponto inicial: maçã do rosto (osso malar)
Ponto final: dedo médio do pé e dedão do pé
Atitude emocional: preocupação
Tradicionalmente usado para: depressão, superfície da pele, lábios rachados, boca seca, equilíbrio do peso, taxa de glóbulos vermelhos, comportamento obsessivo-compulsivo, dor na rótula, tornozelo, peito do pé

1

Coloque a mão direita na base do osso malar esquerdo (SEL 21). Mantenha a mão direita na SEL 21 durante todo o fluxo. Coloque a mão esquerda abaixo da clavícula esquerda (SEL 22).

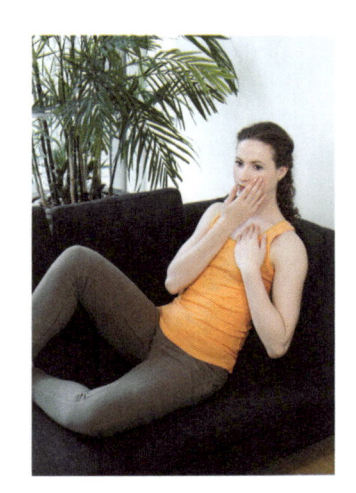

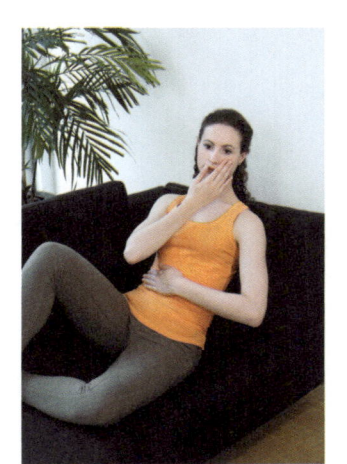

2

Mova a mão esquerda para a base das costelas direitas (SEL 14).

3

Mova a mão esquerda para o meio do lado direito das costas (SEL 23).

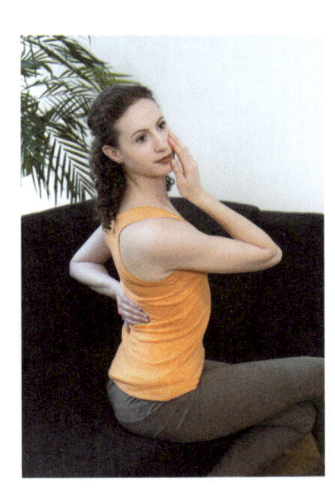

4

Mova a mão esquerda para a base das costelas esquerdas (SEL 14).

5

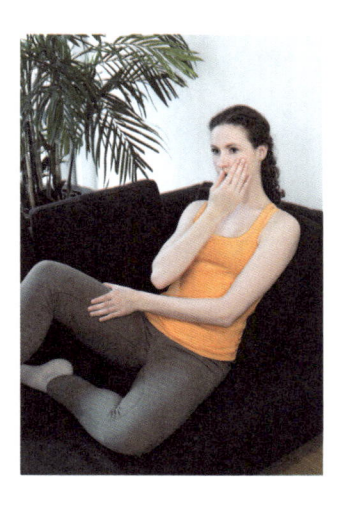

Mova a mão esquerda para a parte interna da coxa direita (SEL 1 Alto).

6

Mova a mão esquerda para a parte inferior externa do joelho direito (SEL 8 Baixo).

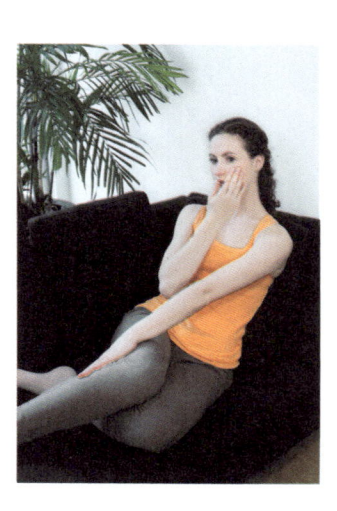

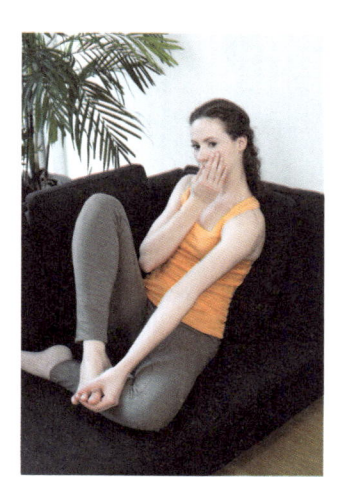

7

Mova a mão esquerda e segure o dedo médio do pé direito.

Fluxo Baço

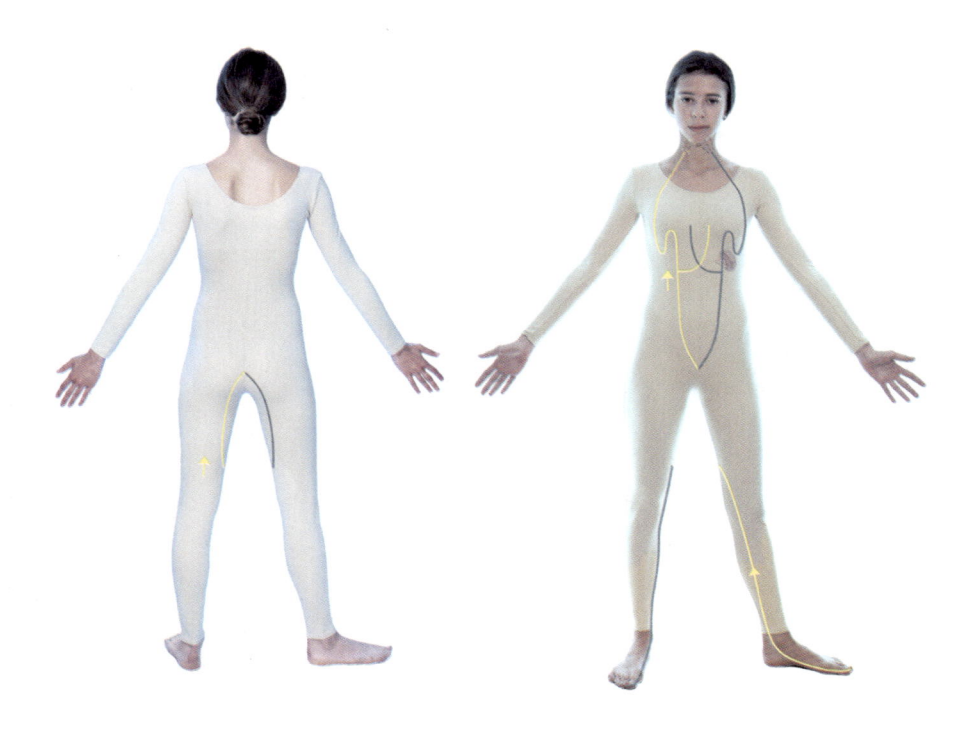

Ponto inicial: dedão do pé
Ponto final: centro do tórax
Atitude emocional: preocupação
Tradicionalmente usado para: desconforto na língua, dor aguda no estômago, bocejo, sensação de corpo pesado, inchaço ou desconforto na parte interna da coxa, taxa de glóbulos brancos, sistema imunológico

1

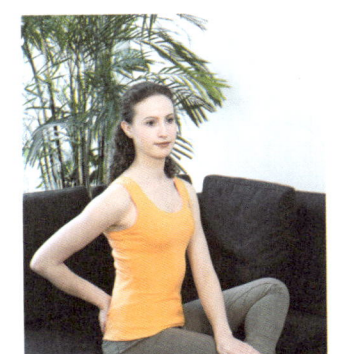

Coloque a mão direita no cóccix e a mão esquerda na parte interna do tornozelo esquerdo, abaixo do osso do tarso (SEL 5).

2

Mantenha a mão direita no cóccix e mova a mão esquerda para a base das costelas direitas (SEL 14). Mantenha a mão esquerda nesta posição durante o restante do fluxo.

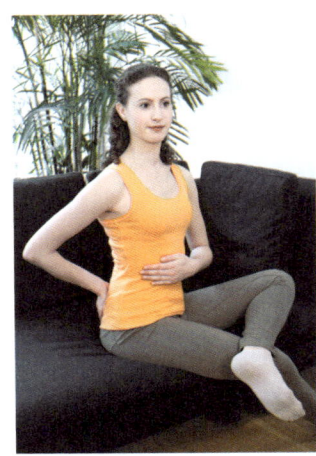

3

Mova a mão direita para o meio do lado esquerdo do peito (SEL 13).

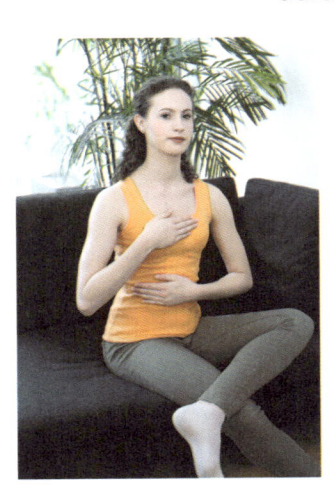

4

Mova a mão direita para abaixo da clavícula direita (SEL 22).

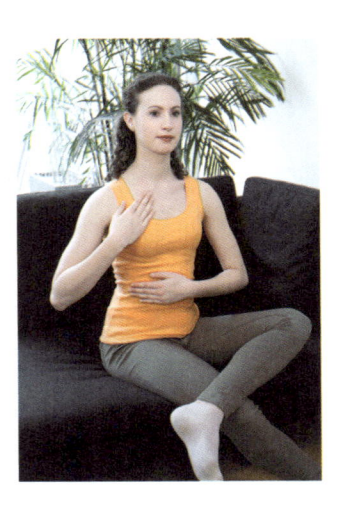

Fluxo Coração

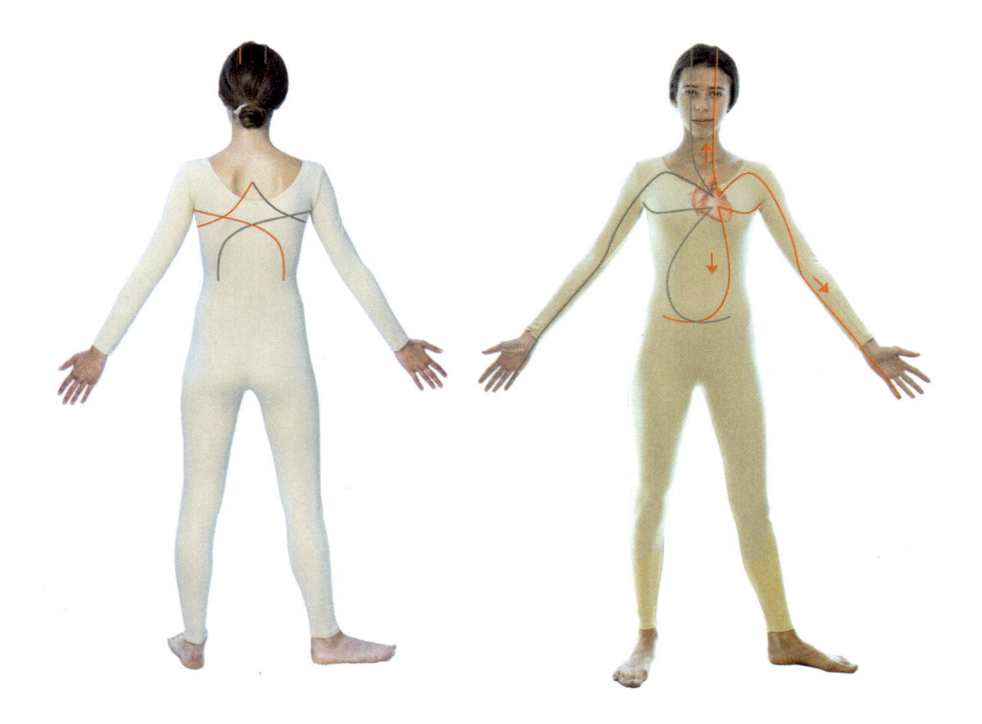

Ponto inicial: coração
Ponto final: unha do dedo mínimo
Atitude emocional: "esforço ou tentar" ou pretensão
Tradicionalmente usado para: olhos amarelados, dor na parte superior e interna do braço e dor no cotovelo, dores de ouvido, palmas das mãos febris, cabelo ralo

1

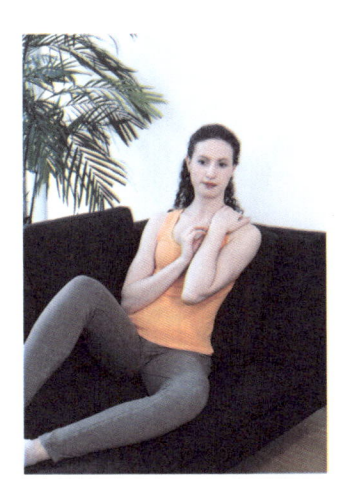

Coloque a mão direita sobre a base do osso do pulso esquerdo (SEL 17) e a mão esquerda sobre o ombro esquerdo (SEL 11). Mantenha a mão esquerda na SEL 11 durante todo o fluxo.

2

Mova a mão direita para abaixo da clavícula direita (SEL 22).

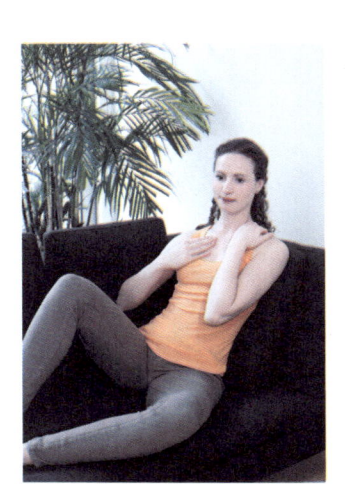

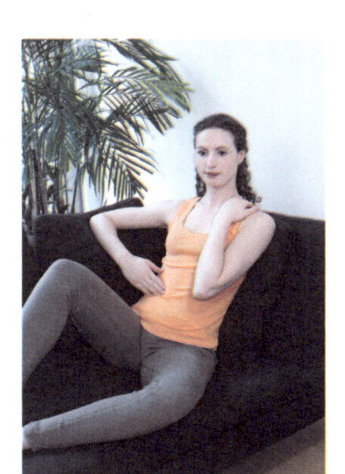

3

Mova a mão direita para a base das costelas direitas (SEL 14).

4

Mova a mão direita para a parte superior da coxa direita, na região da virilha (SEL 15).

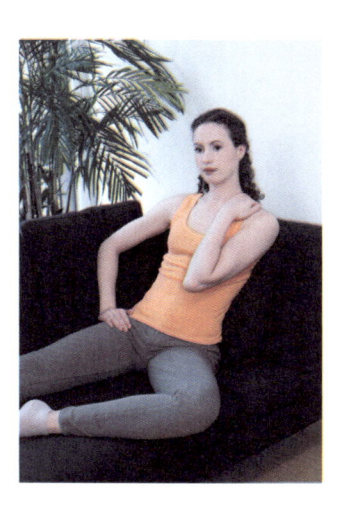

5

Mova a mão direita para a parte interna do joelho esquerdo (SEL 1).

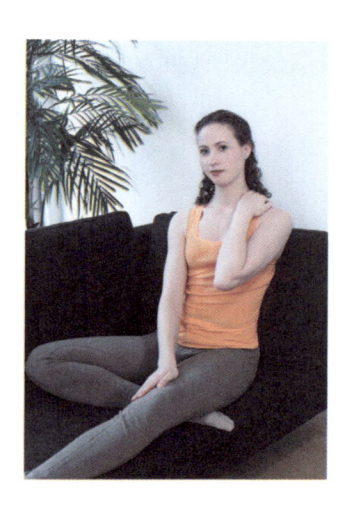

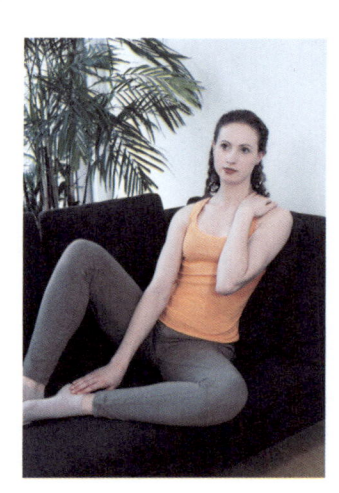

6

Mova a mão direita para a parte interna do tornozelo esquerdo, abaixo do osso do tarso (SEL 5).

7

Mova a mão direita para a sola do dedão do pé esquerdo (SEL 7).

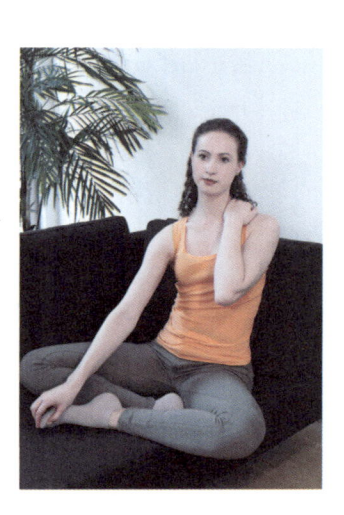

Fluxo Intestino Delgado

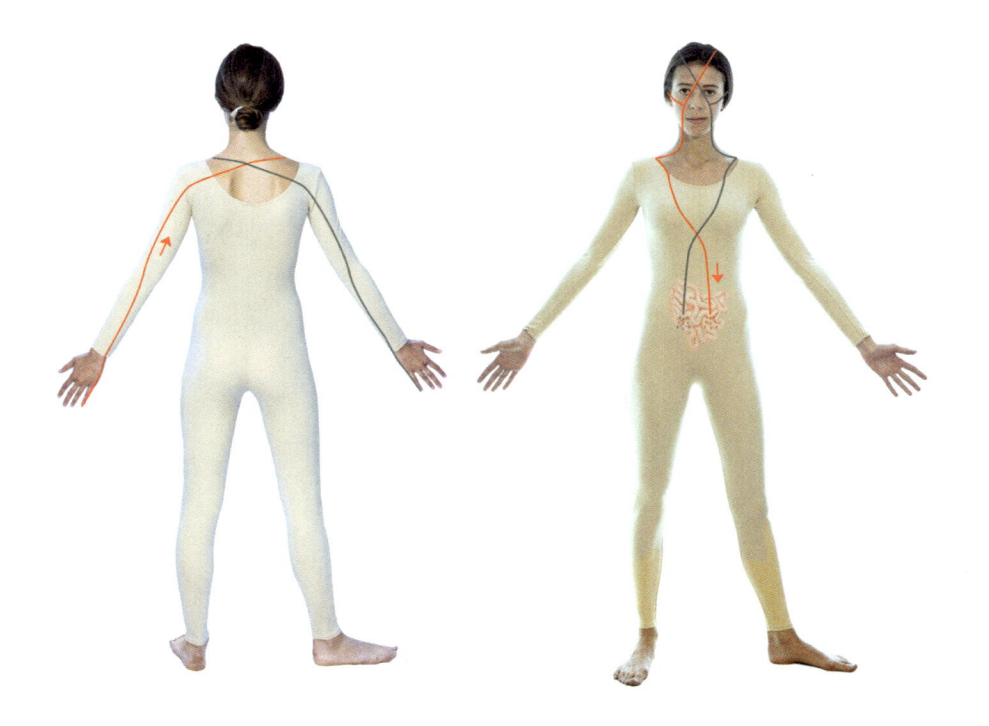

Ponto inicial: dedo mínimo
Ponto final: parte superior frontal da cabeça, centralizada acima dos olhos
Atitude emocional: "esforço ou tentar" ou pretensão
Tradicionalmente usado para: resfriados e gripes, dificuldade de audição, maçãs do rosto inchadas, fogachos (ondas de calor), problemas de fala, dor no pescoço, ombros, parte superior dos braços, cotovelos

1

Coloque a mão direita no cotovelo esquerdo (SEL 19) e a mão esquerda no cotovelo direito (SEL 19).

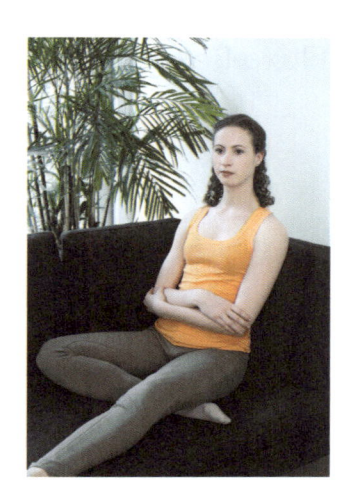

2

Mova a mão direita para o meio do lado direito do peito (SEL 13) e a mão esquerda sobre o ombro esquerdo (SEL 11). Mantenha a mão esquerda na SEL 11 durante o restante do fluxo.

3

Mova a mão direita para a parte interna do joelho esquerdo (SEL 1).

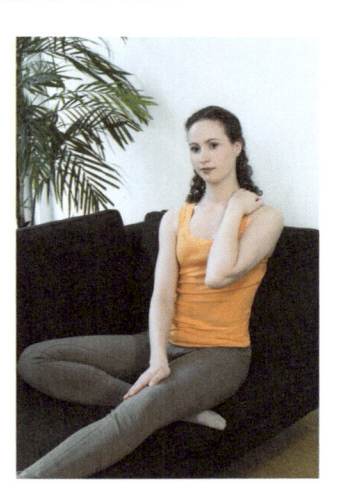

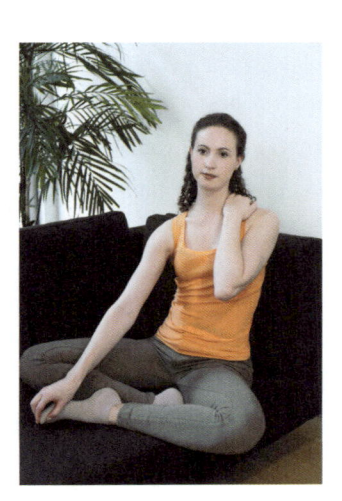

4

Mova a mão direita para a sola do dedão do pé esquerdo (SEL 7).

Fluxo Bexiga

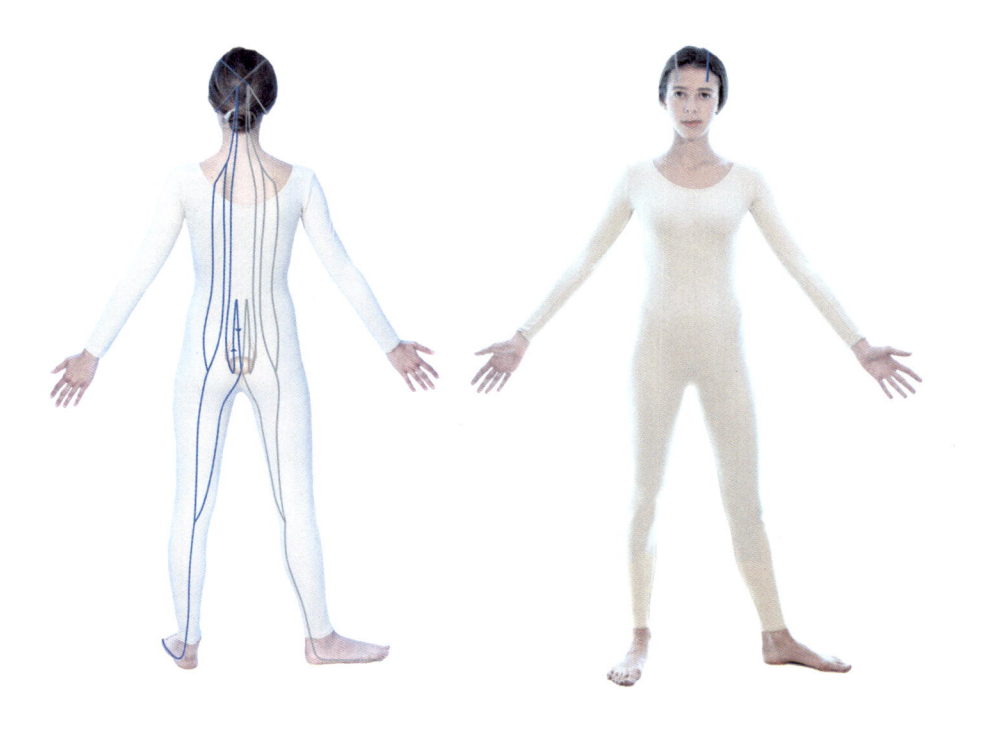

Ponto inicial: parte superior frontal da cabeça, acima dos olhos
Ponto final: dedo mínimo do pé
Atitude emocional: medo
Tradicionalmente usado para: pressão e dor na cabeça e no pescoço, olhos lacrimejantes, doloridos, depressão, ansiedade, dor nas costas, quadril, parte de trás da coxa, joelho, panturrilha, perna, fístula anal, arqueamento do dedo mínimo da mão, dor no dedo médio da mão

1

Coloque a mão direita no meio do lado esquerdo do pescoço (SEL 12), onde ela permanecerá durante todo o fluxo, e a mão esquerda no cóccix.

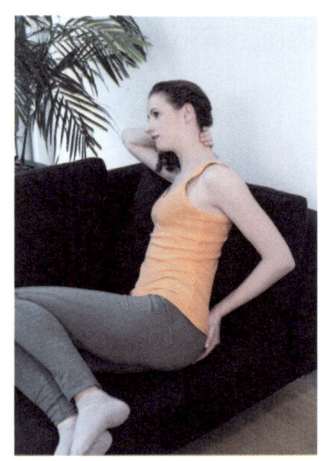

2

Mova a mão esquerda para o centro da parte posterior do joelho esquerdo (SEL 8).

3

Mova a mão esquerda para a parte externa do tornozelo esquerdo, abaixo do osso do tarso (SEL 16).

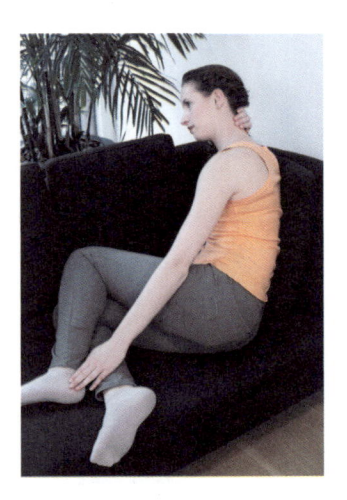

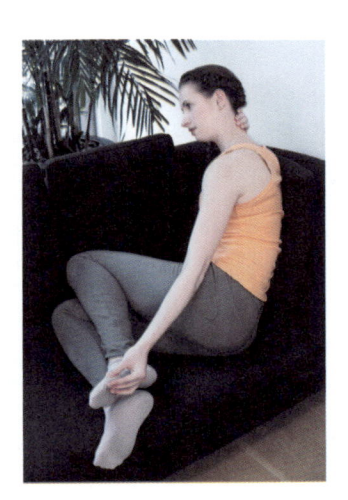

4

Mova a mão esquerda para o dedo mínimo do pé esquerdo.

OS FLUXOS DOS DOZE ÓRGÃOS

Fluxo Rim

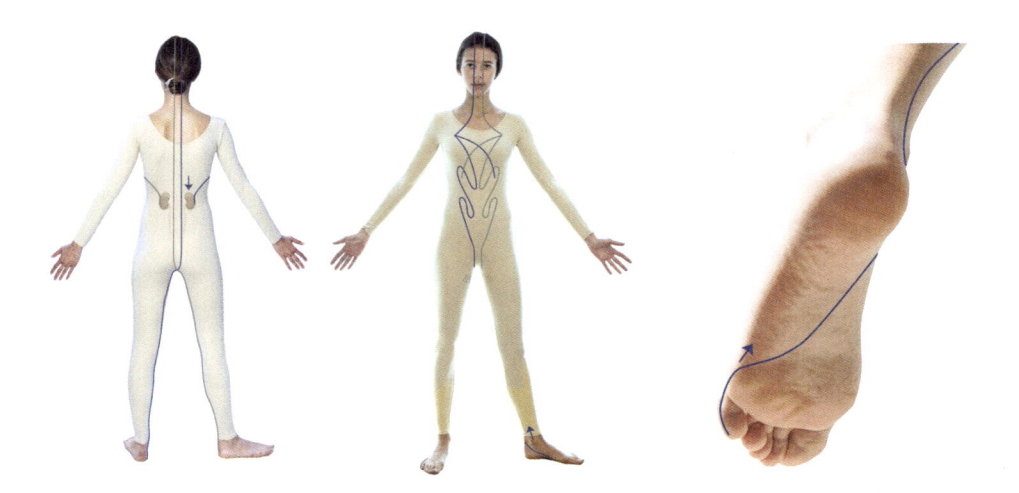

Ponto inicial: dedo mínimo do pé
Ponto final: diafragma
Atitude emocional: medo
Tradicionalmente usado para: sangue no catarro, boca febril, língua e garganta secas, fome excessiva ou falta de apetite, náusea, vertigem, desconforto no coração, ansiedade, dor nas costas, nádegas, parte posterior da virilha, sola do pé, rigidez da coluna (dor nas costas), perda de memória

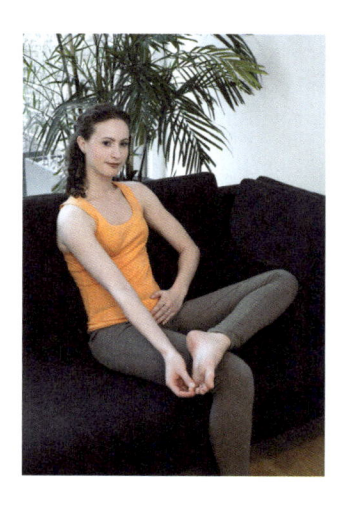

1

Segure o dedo mínimo do pé esquerdo com a mão direita e coloque a mão esquerda no osso pubiano.

2

Mova a mão direita para o cóccix e a deixe aí durante o restante do fluxo. Mantenha a mão esquerda sobre o osso pubiano.

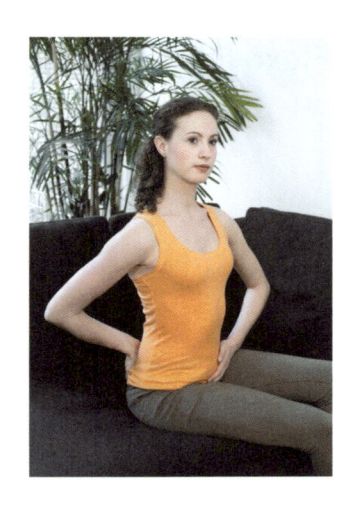

3

Mova a mão esquerda para a base das costelas direitas (SEL 14).

4

Mova a mão esquerda para o meio do lado direito do peito (SEL 13).

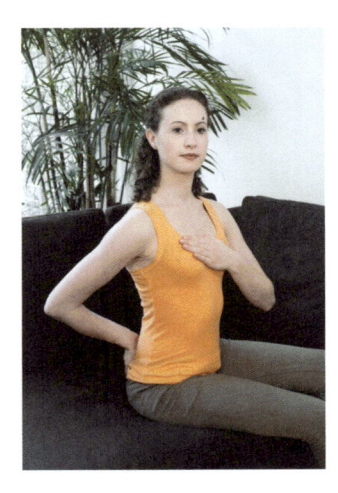

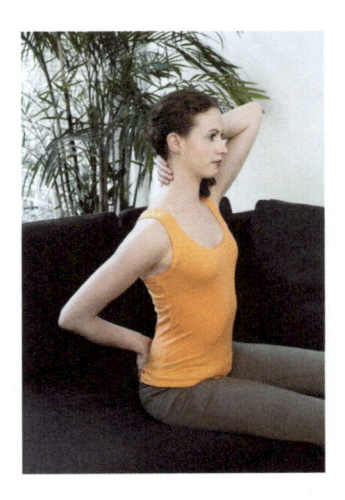

5

Mova a mão esquerda para o meio do lado direito do pescoço (SEL 12).

Fluxo Diafragma

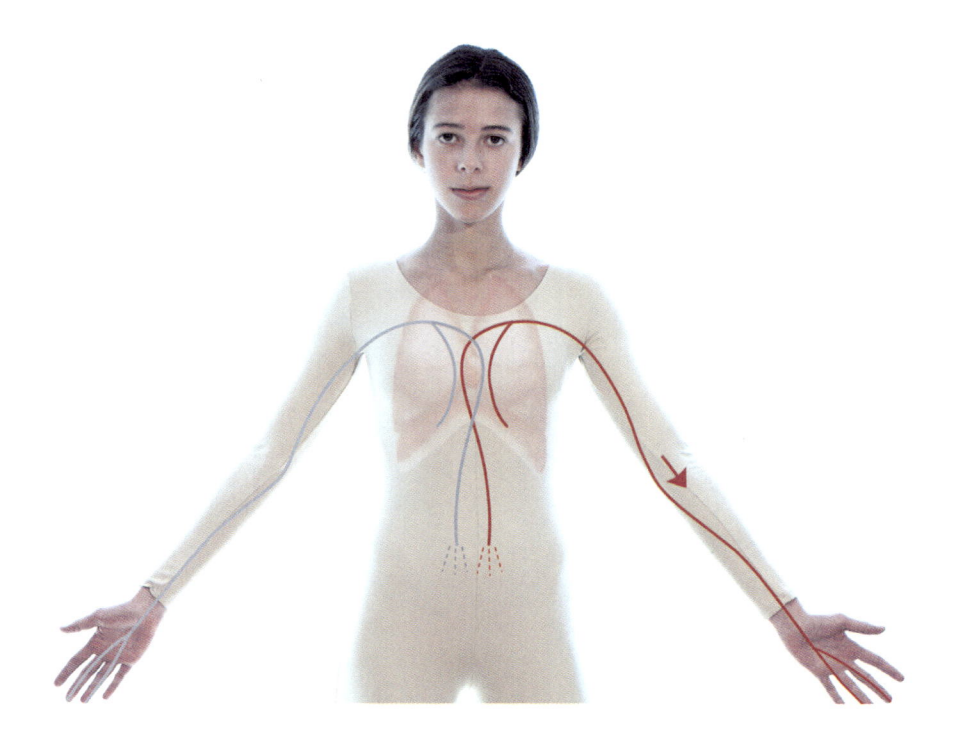

Ponto inicial: diafragma
Ponto final: ponta da unha do dedo anular da mão
Atitude emocional: totalmente inclusiva
Tradicionalmente usado para: tensão no cotovelo, inchaço nas axilas, pulsação cardíaca forte e rápida, palmas das mãos febris, rosto avermelhado e quente, pontadas doloridas no coração, trabalhadores noturnos com problemas de ritmo circadiano

1

Coloque a mão direita no cotovelo esquerdo (SEL 19) e a mão esquerda no cotovelo direito (SEL 19).

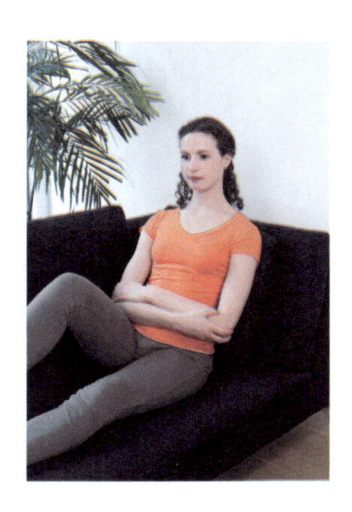

2

Mova a mão direita para a base das costelas esquerdas (SEL 14) e mantenha a mão esquerda no cotovelo direito (SEL 19).

3

Mantenha a mão direita na base das costelas esquerdas (SEL 14) e mova a mão esquerda para o ísquio esquerdo (SEL 25).

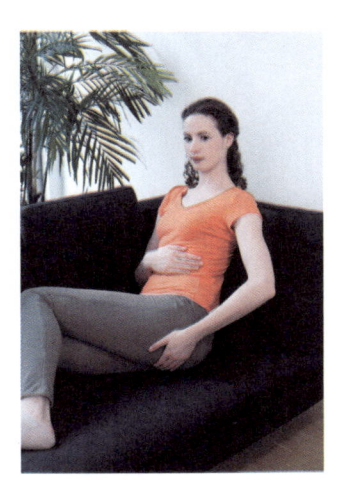

4

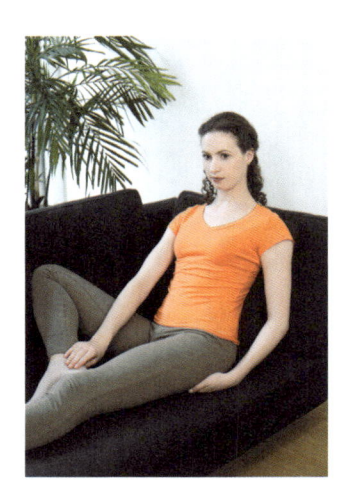

Mova a mão direita para a parte interna do tornozelo direito, abaixo do osso do tarso (SEL 5), e mantenha a mão esquerda no ísquio esquerdo (SEL 25).

5

Feche a mão direita e mantenha a mão esquerda no ísquio esquerdo (SEL 25).

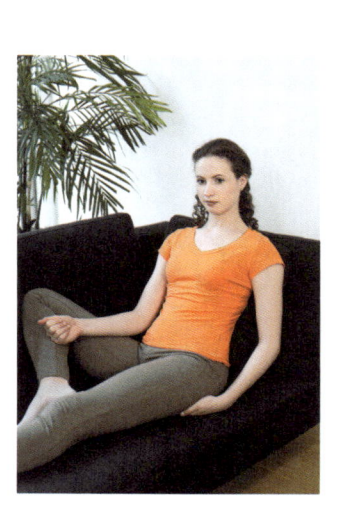

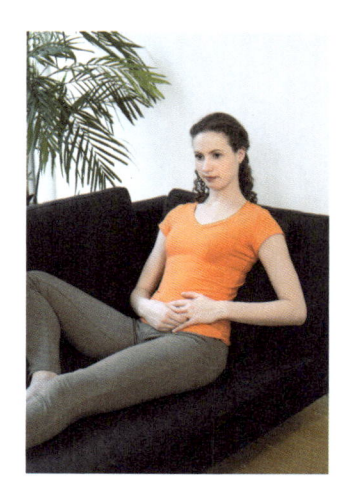

6

Segure o dedo anular esquerdo com a mão direita.

Fluxo Umbigo

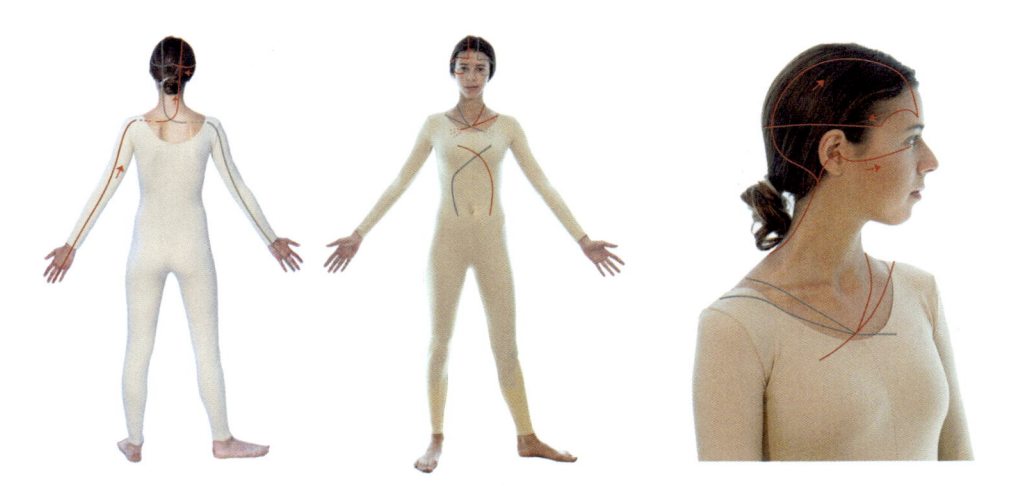

Ponto inicial: unha do dedo anular da mão
Ponto final: centro da pálpebra inferior
Atitude emocional: totalmente inclusiva
Tradicionalmente usado para: zumbidos ou outros sons no ouvido, inchaço ou dormência na garganta, suores noturnos, dor nas maçãs do rosto, atrás das orelhas, nos ombros, na parte superior dos braços, na parte externa dos cotovelos, dor ou desconforto nas articulações, rigidez no dedo anular, condições artríticas

1

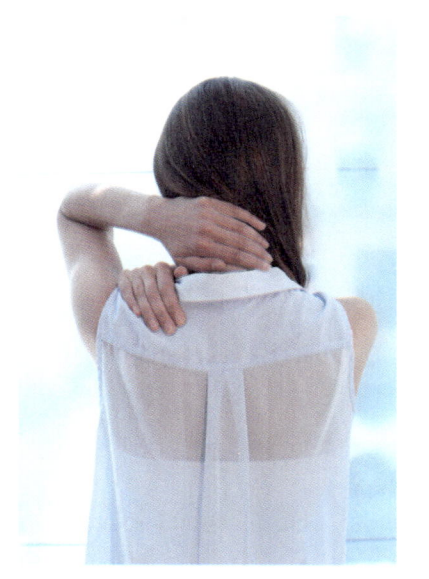

Coloque a mão direita sobre o ombro esquerdo (SEL 11) e a mantenha aí durante todo o fluxo. Coloque a mão esquerda no meio do lado direito do pescoço (SEL 12).

2

Mova a mão esquerda para o lado direito da testa (SEL 20).

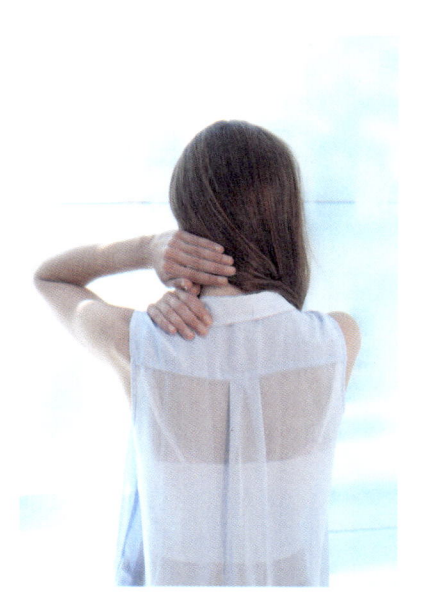

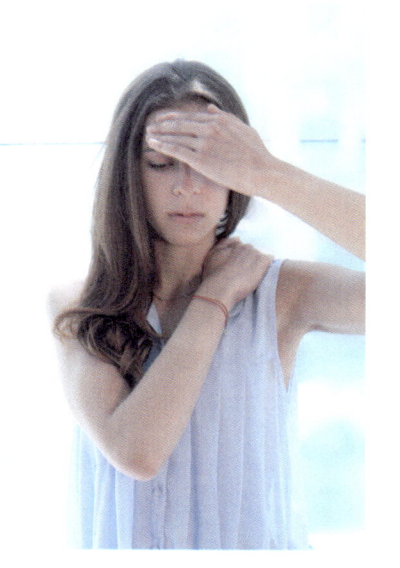

3

Mova a mão esquerda para o meio do lado esquerdo do pescoço (SEL 12).

Fluxo Vesícula Biliar

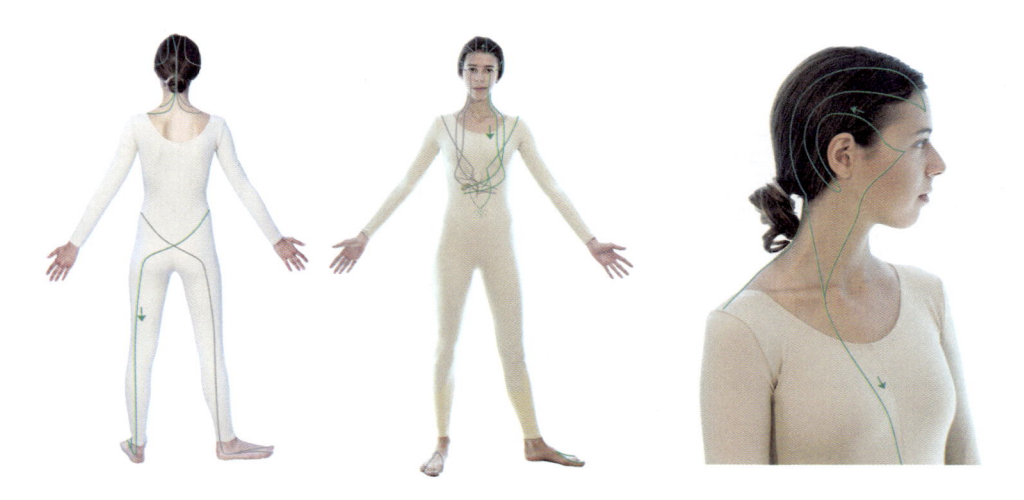

Ponto inicial: centro da pálpebra inferior
Ponto final: unha do dedão do pé
Atitude emocional: raiva
Tradicionalmente usado para: gosto amargo na boca, longos suspiros, gemidos, dor nos lados do corpo, dor ou calor no lado externo da perna, joelho, tornozelo, dor nas articulações, suor frio, dor nos lados da cabeça (enxaqueca)

1

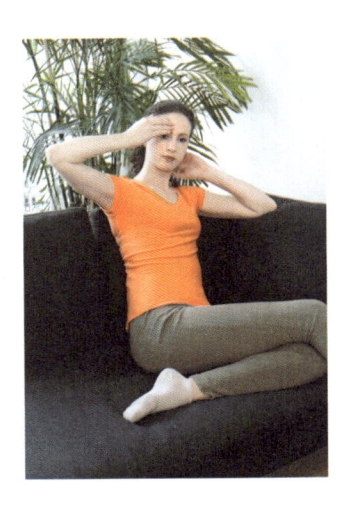

Coloque a mão direita sobre a parte superior da sobrancelha direita (SEL 20), a mão esquerda do lado esquerdo do pescoço (SEL 12) e a mantenha aí durante todo o fluxo.

2

Mova a mão direita para o cóccix.

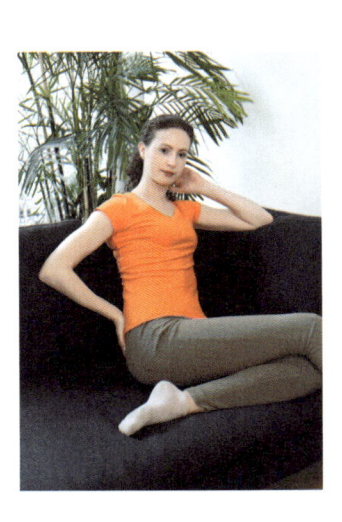

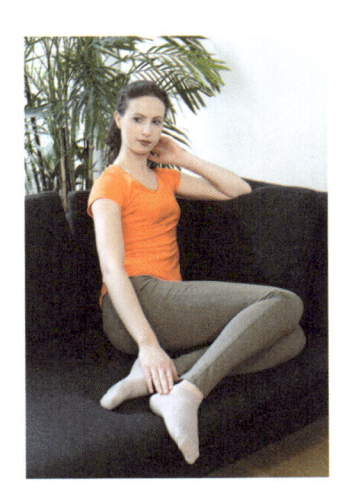

3

Mova a mão direita para a parte externa do tornozelo direito, abaixo do osso do tarso (SEL 16).

4

Mova a mão direita para a base das costelas direitas (SEL 14).

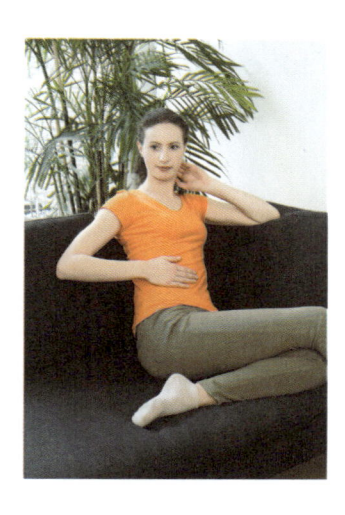

5

Mova a mão direita para a base das costelas esquerdas (SEL 14).

6

Mova a mão direita para abaixo da clavícula esquerda (SEL 22).

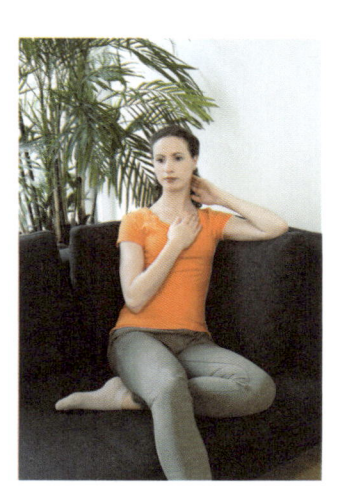

Fluxo Fígado

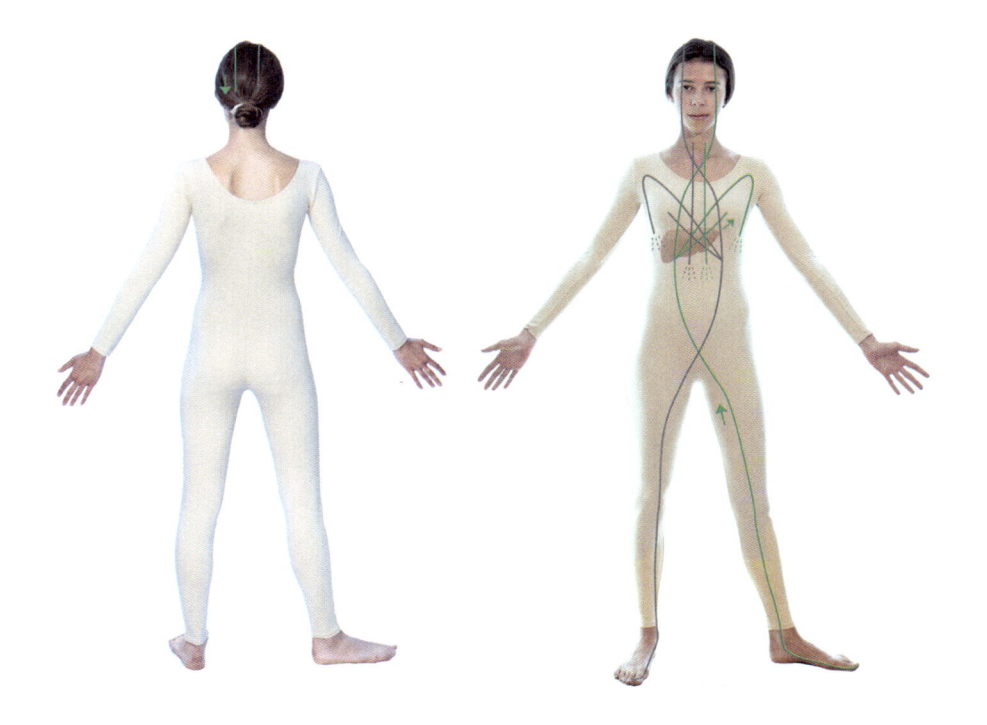

Ponto inicial: unha do dedão do pé
Ponto final: pulmão
Atitude emocional: raiva
Tradicionalmente usado para: dor no quadril, garganta seca, aperto no peito, náusea, problemas nos olhos, inchaço no abdômen, hematomas frequentes, dificuldade para engolir

1

Coloque a mão direita abaixo da clavícula direita (SEL 22), a mão esquerda na base da cabeça do lado esquerdo (SEL 4) e a mantenha aí até o último passo.

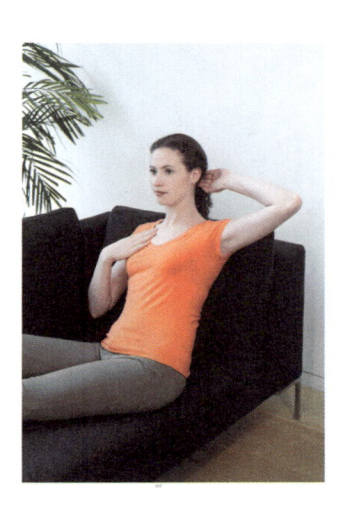

2

Mova a mão direita para a base das costelas direitas (SEL 14).

3

Mova a mão direita para a parte interna do joelho esquerdo (SEL 1).

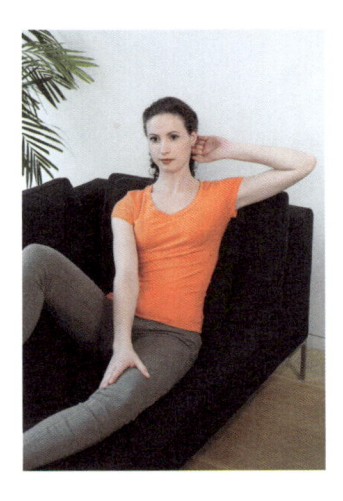

4

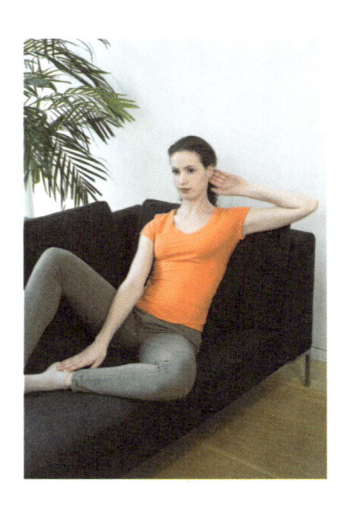

Mova a mão direita para a parte interna do tornozelo esquerdo, abaixo do osso do tarso (SEL 5).

5

Mova a mão direita para a base (almofada) do polegar esquerdo (SEL 18).

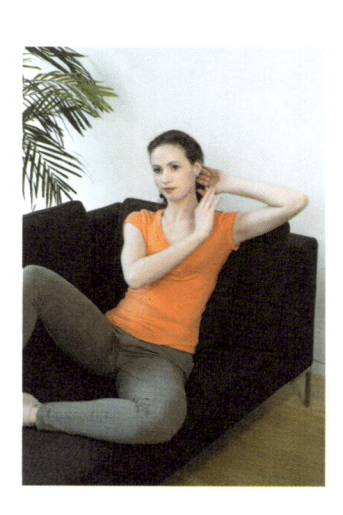

6

Mantenha a mão direita na base do polegar esquerdo (SEL 18) e mova a mão esquerda para a base da cabeça do lado direito (SEL 4).

VERIFIQUE O RELÓGIO:
HORÁRIOS DE PICO DOS FLUXOS DE ÓRGÃOS

O padrão de circulação energética dos Fluxos de Órgãos é planejado para cobrir todo o corpo ao longo de um único período de vinte e quatro horas, com cada fluxo atingindo seu pico ou vazante em um horário determinado. Durante esse pico ou vazante, pode ser particularmente fácil perceber desequilíbrios no Fluxo de Órgão "ascendente" ou "descendente" – *feedback* que podemos utilizar para uma aplicação rápida e específica de autocuidado Jin Shin. Se você sempre acorda em sobressalto às 3 horas da manhã, é a sua energia fígado que está falando com você – talvez você esteja precisando reduzir o consumo de álcool e/ou evitar acessos de raiva. Pratique uma aplicação do Fluxo Fígado, ou segure o dedo médio como um "rapidinho" antes de dormir.

Muitos de meus clientes têm dificuldade para dormir se não conseguirem fazê-lo por volta das 23 horas – horário em que o Fluxo Vesícula Biliar assume a liderança e o Fluxo Umbigo diminui até se tornar um sussurro. Muitos deles acham útil harmonizar o Fluxo Umbigo. A fadiga no fim da tarde, comum a muitos de nós, pode ser um sinal de desarmonia no Fluxo Bexiga. Aplicar um Fluxo Bexiga ou segurar o dedo indicador será um "rapidinho" para esse problema de autocuidado, recurso que pode ajudar a manter sua energia nessas horas de baixa intensidade.

Use a tabela a seguir para verificar se um sintoma pode estar chamando você para um determinado Fluxo de Órgão. Você pode optar por fazer o fluxo completo em ambos os lados ou atender apenas o lado mais congestionado. (Os fluxos neste capítulo e ao longo de todo o livro, com algumas exceções, são demonstrados para o lado esquerdo.) Ou, então, basta usar um atalho – cada uma das posições de segurar os dedos da mão, descritas no Capítulo 4, ajuda a promover o movimento descendente ou ascendente de uma função de órgão específica, e é particularmente útil porque oferece uma dose rápida e direcionada de Jin Shin. Nota: Você não precisa necessariamente harmonizar um Fluxo de Órgão durante seu horário de pico; o fluxo pode ser harmonizado a qualquer hora do dia.

Horários de Pico

Pulmão	(4h às 6h)	(6h às 8h)	Intestino Grosso
Estômago	(8h às 10h)	(10h às 12h)	Baço
Coração	(12h às 14h)	(14h às 16h)	Intestino Delgado
Bexiga	(16h às 18h)	(18h às 20h)	Rim
Diafragma	(20h às 22h)	(22h às 24h)	Umbigo
Vesícula Biliar	(24h às 2h)	(2h às 4h)	Fígado

Prescrição para *Jet Lag*

Quando sentimos fadiga decorrente do *jet lag*, nossos ritmos circadianos (o cronograma de sono natural do nosso sistema) são afetados e nossos Fluxos de Órgãos não podem se movimentar da maneira ideal ao longo dos seus horários de pico de duas horas. Para cortar o mal pela raiz nesta situação, pratique o exercício de envolver os dedos. Segurar todos os dez dedos (um de cada vez) e a palma das mãos durante um voo ajudará você a completar seu ciclo natural.

Capítulo 8

Os Mudras

Palavra sânscrita que significa "selagem" ou "fechamento", os mudras são aquelas posições ancestrais com as mãos ou gestos espirituais comuns ao budismo e ao hinduísmo. Há mais de cem mudras nas várias disciplinas e, se você já teve experiência com yoga e meditação, alguns deles podem ser familiares. Você também pode vê-los representados em desenhos ou pinturas de Buda, que faz com frequência um mudra enquanto está sentado em meditação, ou na dança hindu clássica.

Rituais poderosos conhecidos por estimular a paz, a saúde, a compaixão e o bem-estar global, os mudras envolvem todo o corpo. Jiro Murai experimentou muitos mudras durante suas explorações iniciais na Arte do Jin Shin, acabando por selecionar e transmitir aos seus alunos os oito que ele considerou os mais eficazes para estimular mudanças energéticas.

Simples, belas e centralizadoras, as posições trabalham em diversos campos energéticos. Cada um dos dedos e a palma da mão corresponde a uma emoção específica e a um par de funções de órgãos, permitindo que as posturas das mãos estimulem caminhos de importância central para o percurso da energia em todo o corpo. A extensão energética abrangida pelos mudras é vasta e inclui relações com os cinco elementos, os signos astrológicos, os planetas, as cores, as notas musicais, os números, as estações do ano e os dias da semana. Por mobilizar e sustentar uma grande quantidade de funções do corpo, praticar os mudras enquanto permanecemos sentados em silêncio nos permite fazer um mergulho interno profundo – focar a mente e aquietar o corpo.

O USO DOS MUDRAS DO JIN SHIN PARA O AUTOCUIDADO

Se você observar os caminhos percorridos pelos Fluxos de Órgãos nas páginas 63 a 104, ou o diagrama da mão apresentado a seguir, você verá que cada dedo é o ponto inicial ou o ponto final para uma ou mais das 12 funções de órgãos – o que explica, em parte, a eficácia de uma dose de Jin Shin que se pretende direcionar aos dedos. No entanto, isto não é tudo. Como as extremidades são os canais para muitos dos fluxos dentro do nosso corpo, as mãos e os pés são zonas ricas para *feedbacks* energético. A ponta dos dedos e a primeira articulação correspondem à nossa linha do tórax, a sede de nossas emoções e do nosso espírito, enquanto a parte média dos nossos dedos e a segunda articulação estão relacionadas com a linha da cintura e harmonizam a mente. A base dos nossos dedos e a terceira articulação nos falam a respeito da linha do quadril – atendendo às necessidades do nosso corpo físico – enquanto a palma da mão é totalmente inclusiva, abrangendo tudo e proporcionando ajuda a tudo; é onde todas as outras cinco energias se reúnem para obter nutrição.

Cada um dos mudras envolvendo o dedo médio nos ajuda a aliviar a fadiga, e, portanto, todos eles constituem uma excelente escolha para as manhãs ou para a pausa da tarde. Ao fazer a postura de cada mudra, respire três ou mais vezes lentamente, e de maneira relaxada, e então passe para a posição seguinte. Escolha um mudra, escolha dois ou todos! Dependendo de suas necessidades de autocuidado, sua rotina pode variar.

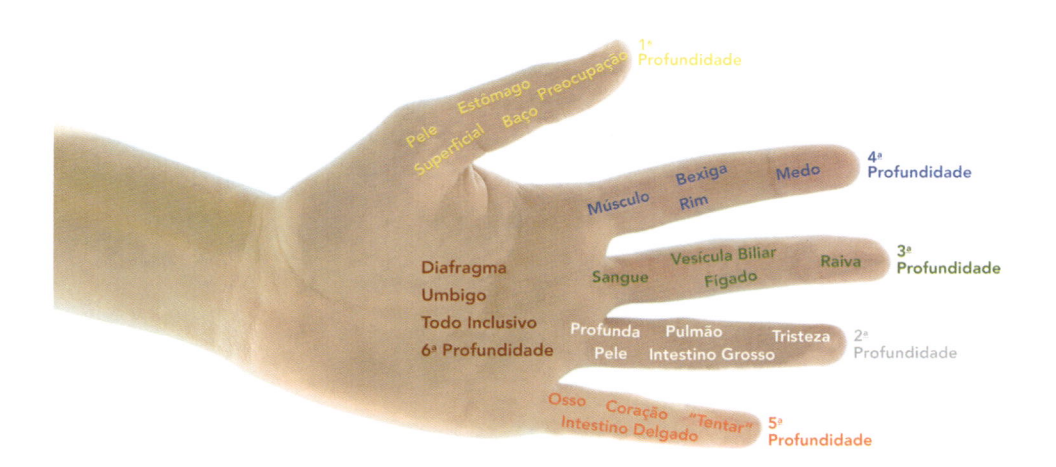

Ao listar tanto as funções de órgãos quanto as atitudes emocionais, esse mapa da mão pode fornecer algumas orientações adicionais para o autocuidado por meio de mudras.

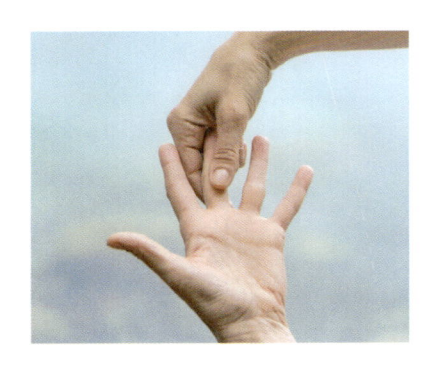

1

Segure a palma do dedo médio esquerdo com o polegar direito.

O QUE ESTE FLUXO AJUDA: expiração, frustração, olhos, tomada de decisão, cansaço.

2

Segure o dorso do dedo médio esquerdo com o polegar direito.

O QUE ESTE FLUXO AJUDA: inspiração, olhos, raiva, pés, atenção.

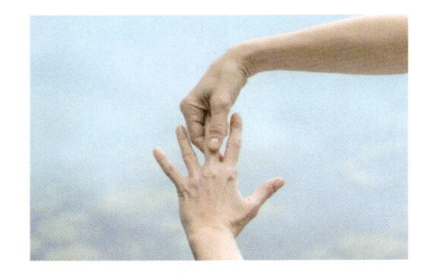

3

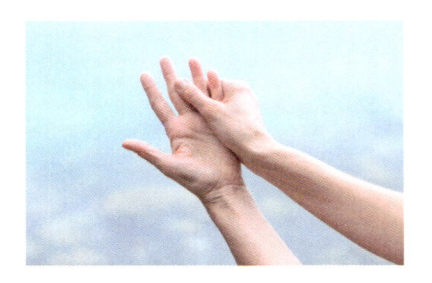

Coloque o polegar direito sobre a palma esquerda, segurando os dedos médio, anular e mínimo com a palma do polegar direito cobrindo parte da palma esquerda.

O QUE ESTE FLUXO AJUDA: respiração, nervosismo, depressão, coração, articulações dos braços e das mãos.

4

Coloque o polegar direito sobre o dorso da mão esquerda, cobrindo os dedos médio, indicador e o polegar. A palma do polegar direito cobre parte do dorso da mão.

O QUE ESTE FLUXO AJUDA: respiração, sensação de insegurança, fonte da juventude, preocupação, medo, raiva, ansiedade.

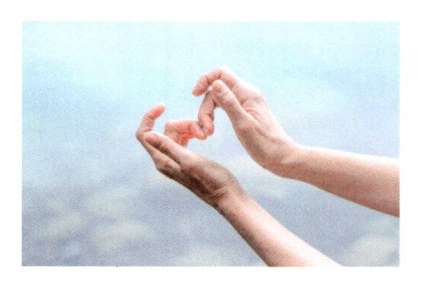

5

Junte as unhas dos dedos médios.

O QUE ESTE FLUXO AJUDA: energia ascendendo dos dedos dos pés até a cabeça, processo de inspiração, recebimento de força vital e bem-estar geral.

6

Coloque o polegar esquerdo sobre a unha do dedo anular esquerdo.

O QUE ESTE FLUXO AJUDA: pele, olhos, ouvidos, fadiga, respiração, bom senso.

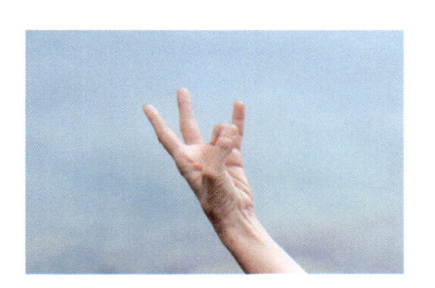

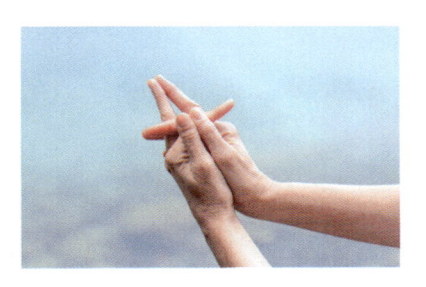

7

Junte as palmas das mãos, cruze os dedos, solte os dedos médios, junte as palmas dos dedos médios.

O QUE ESTE FLUXO AJUDA: harmonia, alívio do estresse na cabeça, respiração, digestão, desconforto abdominal e fadiga, tensão nas pernas.

8

Faça um anel com o dedo médio e o polegar da mão esquerda e coloque a parte superior do polegar direito entre a unha do dedo médio esquerdo e a palma do polegar esquerdo.

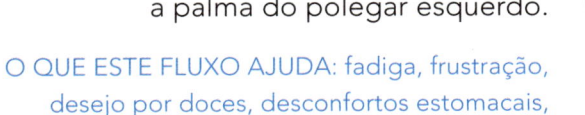

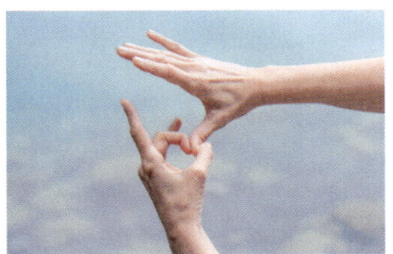

O QUE ESTE FLUXO AJUDA: fadiga, frustração, desejo por doces, desconfortos estomacais, aparência da pele do rosto e *jet lag*.

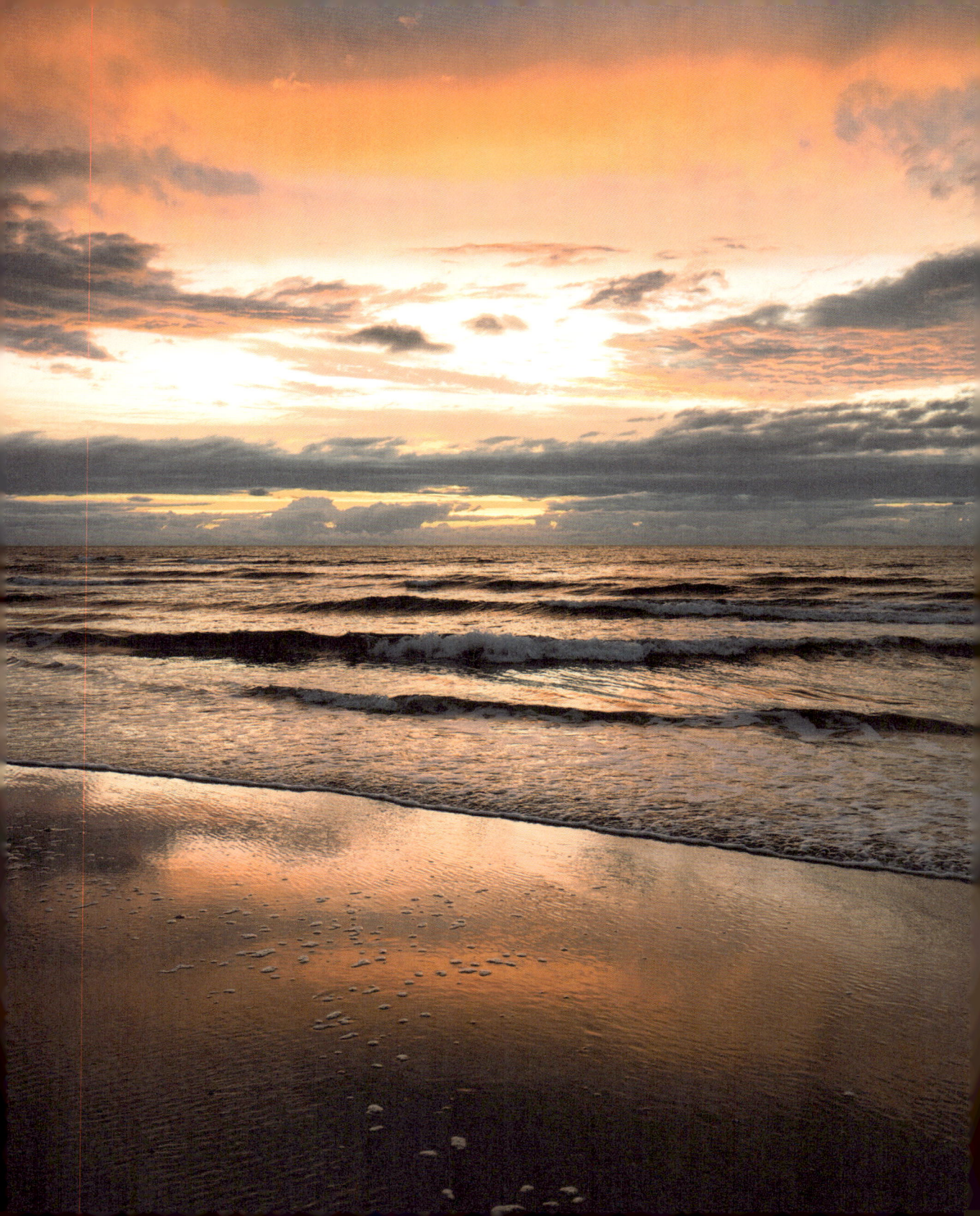

Capítulo 9

Minifluxos, Rapidinhos e Fluxos Ascendentes e Descendentes

Agora que abordamos alguns dos conceitos e fluxos fundamentais da Arte do Jin Shin, é hora de destacarmos necessidades um pouco mais específicas. Nesta seção, você encontrará fluxos criados sob medida para algumas delas. No sistema Jin Shin, esses fluxos se referem à energia e a projetos que são mais "manifestos" do que aqueles referentes aos trabalhos anteriores examinados neste livro.

O que queremos dizer com "manifestos"? Como você deve se lembrar dos nossos comentários sobre os Fluxos de Órgãos, acredita-se que a energia dentro do corpo "se densifica" e se torna matéria celular e órgãos. Esses conceitos dizem respeito às diferenças entre *ki-eki*, ou energia da fonte, e *tai-eki*, uma forma líquida que é a nossa energia individual. Os "Três Primeiros" Fluxos descritos no Capítulo 6 são *ki-eki* e nossa conexão mais próxima com a energia da fonte. Os Fluxos de Órgãos descritos no Capítulo 7 são *tai-eki*, uma forma líquida de energia que eventualmente se torna sólida, criando os órgãos à medida que continua a se manifestar.

Assim como a energia se manifesta como matéria, ela também pode se manifestar como falta de bem-estar (*dis-ease*)* – e eventualmente como doença (*disease*). O Jin Shin e outras tradições de cura alternativas ou complementares divergem da medicina alopática ocidental tradicional pela aten-

---

* Veja a nota de rodapé na página 43. (N. do T.)

ção que dedicam aos desvios sutis e invisíveis nos padrões energéticos, que podem indicar ou causar um problema no futuro. Abrangendo sintomas e projetos que já começaram a se manifestar, os fluxos neste capítulo são projetados para ajudar as formas de energia mais densas – aliviando uma condição existente ou impedindo que um projeto se desenvolva até se transformar em um problema médico mais sério.

OS MINIFLUXOS

Os quatro pequenos fluxos a seguir revitalizam a energia quando aplicados de manhã. Se forem aplicados à noite, dissipam a tensão e o estresse diários. Você pode praticar todos eles ou escolher um deles, dependendo do que estiver sentindo que é necessário no momento. Inverta os fluxos para o lado oposto dependendo de suas necessidades energéticas.

Fadiga Geral: fluxo direito ilustrado

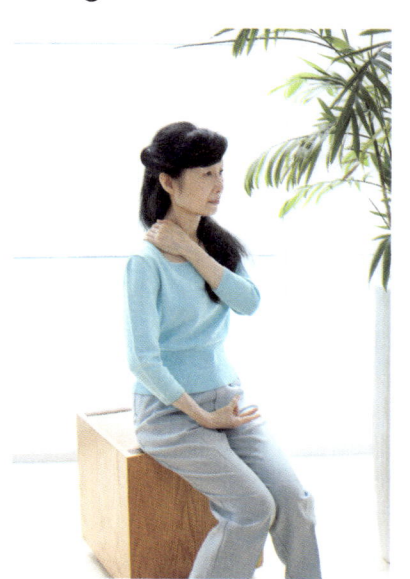

Coloque o polegar direito sobre a unha do dedo anular direito e a mão esquerda sobre o ombro direito (SEL 11) e junte os joelhos (SEL 1).

O QUE ESTE FLUXO AJUDA: um rapidinho para o Fluxo Mediador, este fluxo pode ser usado para a fadiga geral do corpo e da mente. Quando surgem desequilíbrios e fadiga, você pode usar este fluxo para equilibrar os lados esquerdo e direito do corpo. Ao equilibrar os dois lados do corpo, este fluxo também harmoniza nossas emoções, inclusive preocupação, medo, raiva, tristeza e esforço (*pretense*) ou "tentar" (*trying to*).

Pernas Pesadas

1

Coloque a mão direita no ísquio esquerdo (SEL 25), o pé direito sobre a parte interna do joelho esquerdo (SEL 1) e o polegar esquerdo sobre a unha do dedo anular esquerdo.

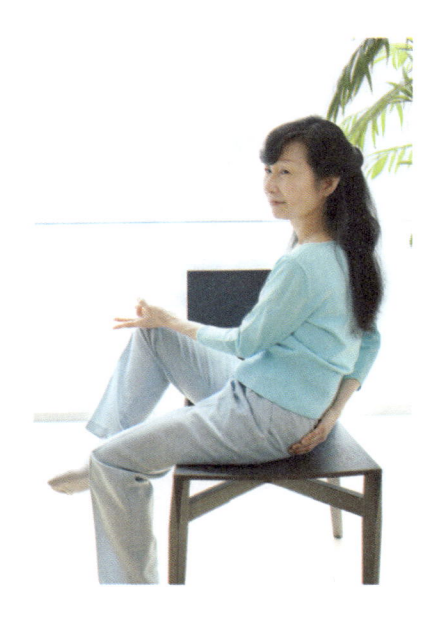

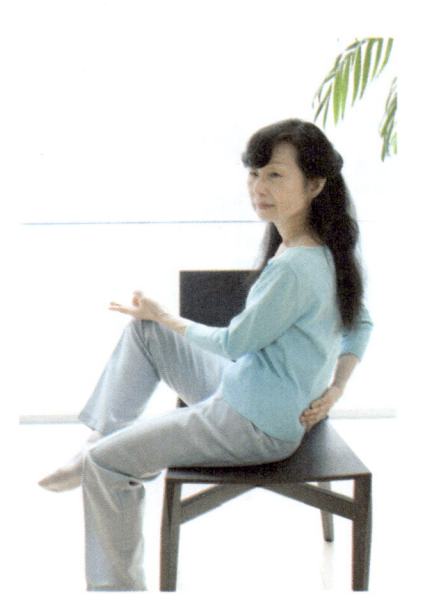

2

Mova a mão direita para a parte inferior esquerda das costas (SEL 2).

O QUE ESTE FLUXO AJUDA: este fluxo ajuda a puxar a energia para cima e para fora das pernas. Bom para síndrome das pernas agitadas e cansaço nas pernas.

Dor nas Costas e Estresse

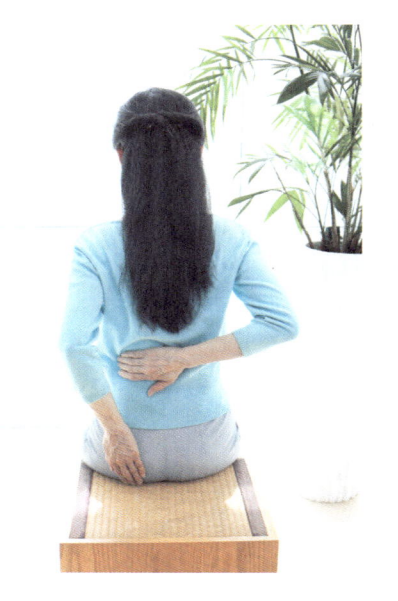

1

Coloque a mão direita no meio das costas do lado esquerdo (SEL 23) e a mão esquerda no ísquio esquerdo (SEL 25).

2

Mova a mão esquerda para a parte superior da escápula esquerda (SEL 3).

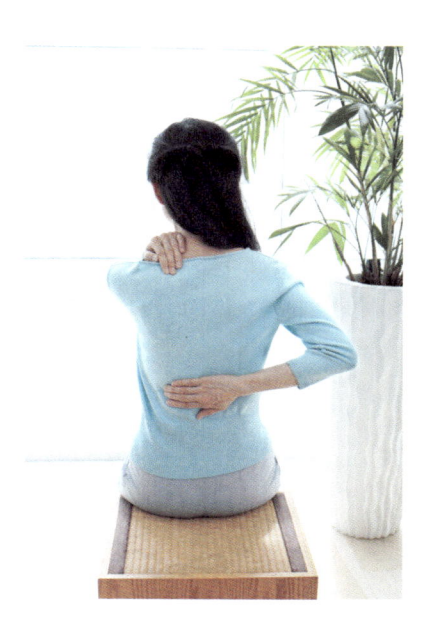

3

Mova a mão direita para o meio do pescoço do lado esquerdo (SEL 12).

O QUE ESTE FLUXO AJUDA: este pequeno fluxo funciona ao longo da linha do Fluxo Bexiga, permitindo que a energia desça livremente de modo que ela possa subir novamente pelas costas a cada inspiração – reforçando o movimento adequado da energia, subindo pelas costas e descendo pela frente do corpo, à medida que ajuda a amenizar dor nas costas e problemas gerais de estresse e ansiedade.

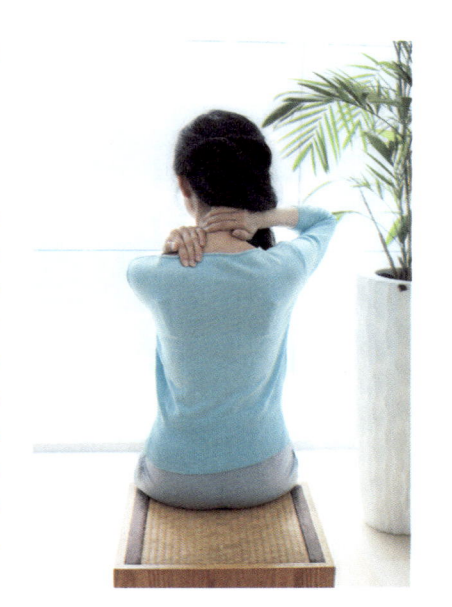

Rapidinho Supervisor Principal

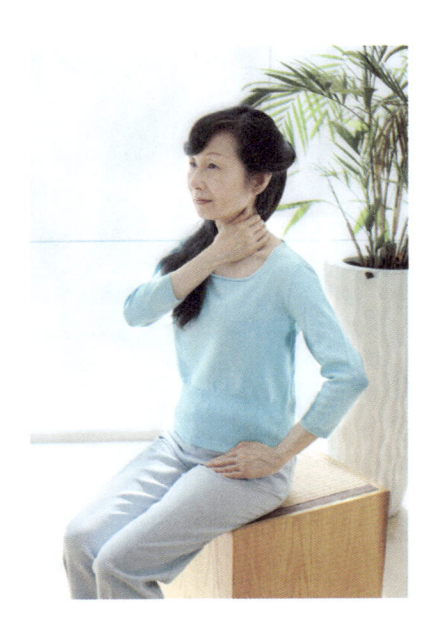

1

Coloque a mão direita na área do pescoço esquerdo (SELs 11 e 12) e a mão esquerda sobre a parte superior da coxa esquerda na virilha (SEL 15).

2

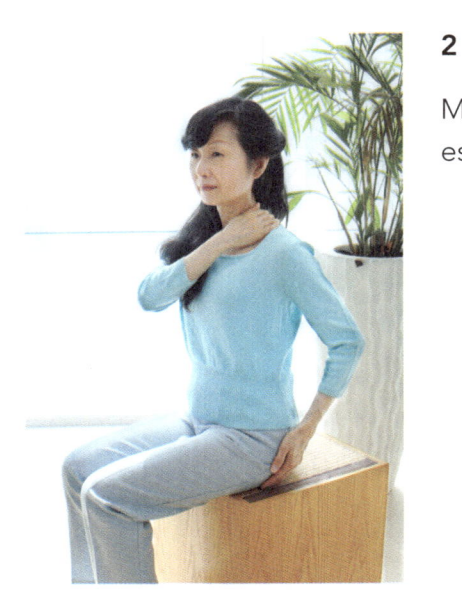

Mova a mão esquerda para o ísquio esquerdo (SEL 25).

3

Mova a mão esquerda para a parte inferior direita das costas (SEL 2).

O QUE ESTE FLUXO AJUDA: Relacionado ao Fluxo Supervisor, este minifluxo ajuda a harmonizar todas as SELs em cada lado do corpo. Como foi mostrado, o fluxo esquerdo ajuda em caso de gases e diarreia. O fluxo oposto ajuda com a constipação.

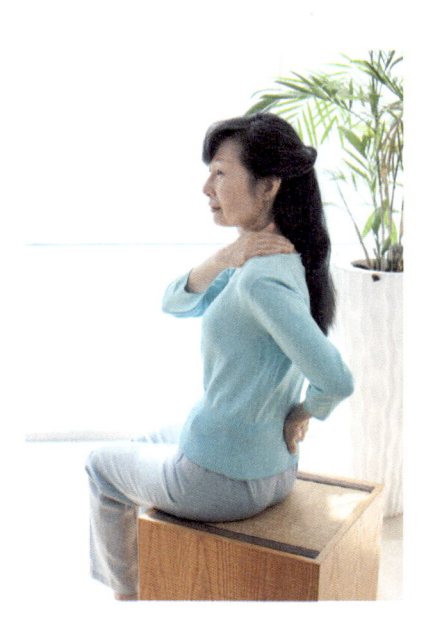

FLUXOS ASCENDENTE E DESCENDENTE

Os fluxos a seguir podem ser usados como uma forma de autoaplicação diária para ajudar em caso de necessidades energéticas associadas a fluxos ascendentes e descendentes. Entre as doenças comuns associadas a esses fluxos estão: dor ou desconforto na cabeça, ouvidos, braços, dentes, peito, costelas, articulações, quadris, pernas, garganta e abdômen.

Energia Descendente: fluxo direito ilustrado

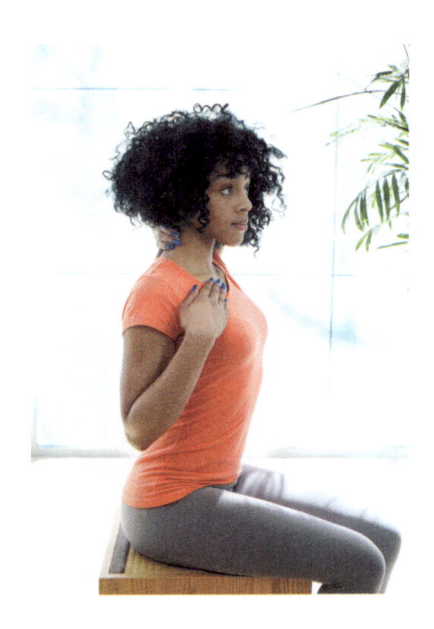

1

Coloque a mão direita na parte superior direita do peito (entre a SEL 22 e a 13), a mão esquerda no meio do lado direito do pescoço (SEL 12) e a manteha aí durante todo o fluxo.

2

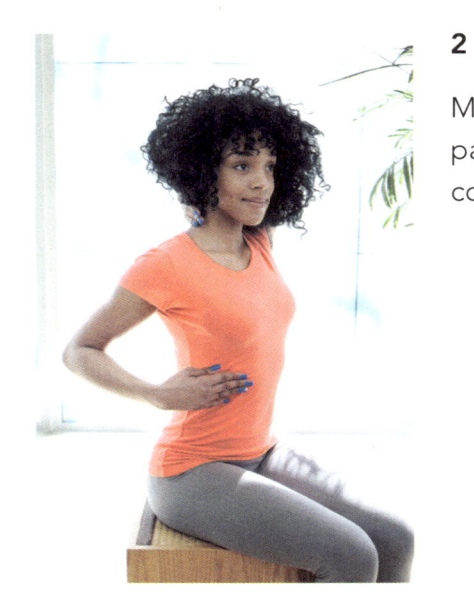

Mova a mão direita para a base das costelas direitas (SEL 14).

3

Mova a mão direita para a parte superior da coxa direita, na área da virilha (SEL 15).

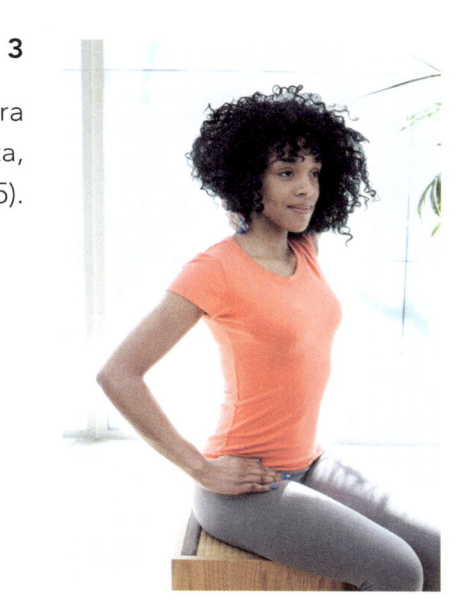

4

Mova a mão direita colocando-a sobre a patela direita (SEL 1).

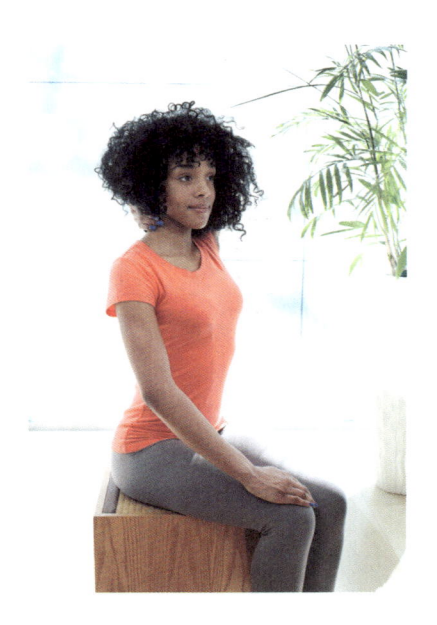

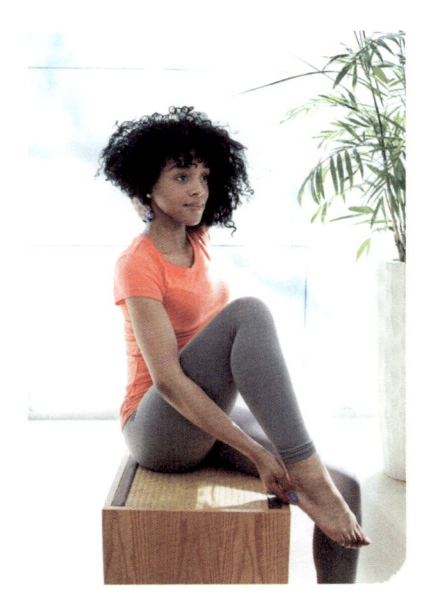

5

Mova a mão direita colocando-a sobre o calcanhar direito.

O QUE ESTE FLUXO AJUDA: a energia descendente ajuda a expirar, auxiliando toda a energia a descer pela parte da frente do corpo e está relacionada a todos os projetos acima da cintura – dor de cabeça e projetos de coração, pulmão e digestão, assim como com problemas emocionais, como ansiedade e depressão. Limpando a energia da cabeça até os dedos dos pés, este fluxo nos permite começar a inspirar no nível dos dedos dos pés e nos prepara para receber a abundância da respiração e abundância em nossas vidas.

Energia Ascendente: fluxo direito ilustrado

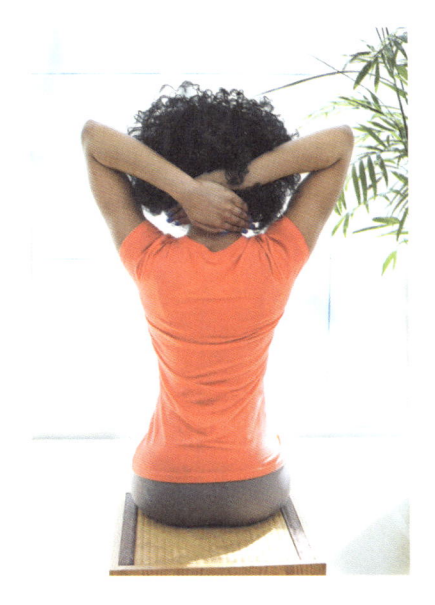

1

Coloque a mão direita no meio do pescoço do lado esquerdo (SEL 12), e mantenha aí durante toda a duração do fluxo, e a mão esquerda no meio do pescoço do lado direito (SEL 12).

2

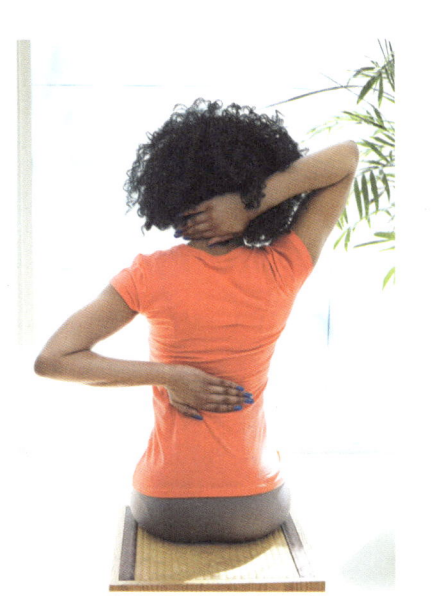

Mova a mão esquerda para o meio das costas do lado direito (SEL 23).

3

Mova a mão esquerda para o ísquio direito (SEL 25).

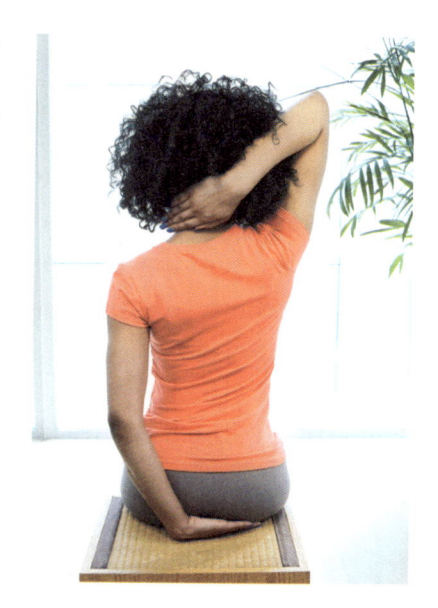

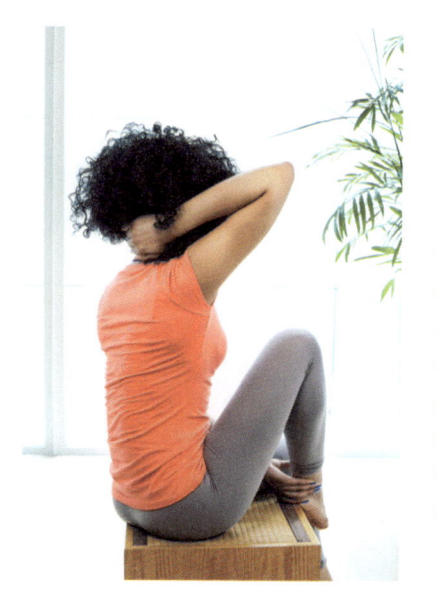

4

Mova a mão esquerda colocando os dedos sobre a parte externa do tornozelo direito, abaixo do osso do tarso (SEL 16).

O QUE ESTE FLUXO AJUDA: a energia ascendente ajuda a inspirar, permitindo que a energia suba no corpo pelas costas e ajude todos os projetos abaixo da cintura – pés, pernas e projetos intestinais e reprodutores, por exemplo, bem como na ansiedade. Quando inspiramos, a energia sobe dos dedos dos pés até a cabeça.

RAPIDINHOS PARA NECESSIDADES ESPECIAIS

Os exercícios seguintes são "rapidinhos", fluxos simples para necessidades especiais. Eles se assemelham aos tipos de toques e fluxos altamente específicos que você encontrará na "Enciclopédia de Sintomas", a partir da página 137, e me foram transmitidos pela fundadora do Jin Shin Institute, Pamela Markarian Smith, que os aprendeu com Mary Burmeister. Os fluxos são ilustrados para o lado esquerdo, salvo indicação em contrário.

Rapidinho para o Mediador Diagonal: fluxo direito ilustrado

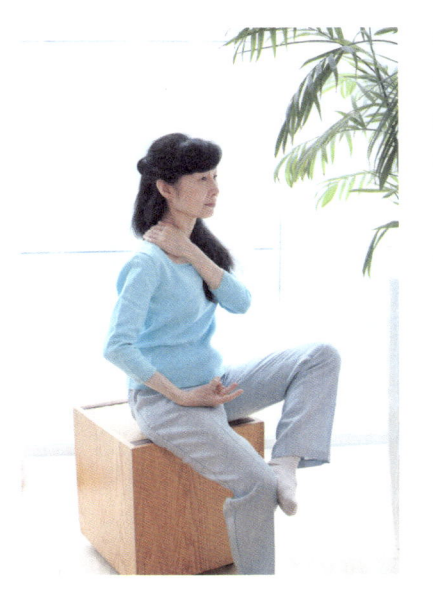

Coloque o polegar direito sobre a unha do dedo anular direito, a mão esquerda sobre a parte superior da escápula direita (SEL 3) e o calcanhar esquerdo sobre a parte interna do joelho direito (SEL 1), ou junte ambos os joelhos para ajudar a mesma área.

O QUE ESTE FLUXO AJUDA: este rapidinho ajuda a equilibrar os lados esquerdo e direito do corpo, com a energia se movimentando do lado superior esquerdo para o inferior direito, de um lado para o outro. Além de corrigir qualquer desarmonia que ocorra quando os lados direito e esquerdo não estão em equilíbrio, este fluxo é particularmente útil para equilibrar nossas atitudes emocionais – em especial a ansiedade e o medo, ou, como Mary Burmeister expressou, para lidar com "evidências falsas que parecem reais".

Desconforto Abdominal: fluxo direito ilustrado

1

Coloque a mão direita no ombro direito (SEL 11), a mantenha aí durante toda a duração do fluxo, e a mão esquerda no ísquio direito (SEL 25).

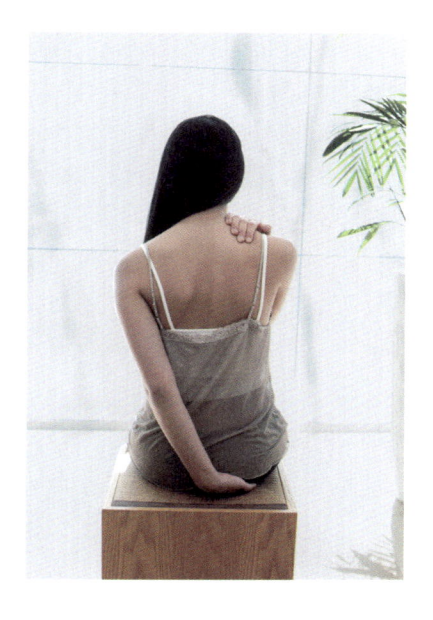

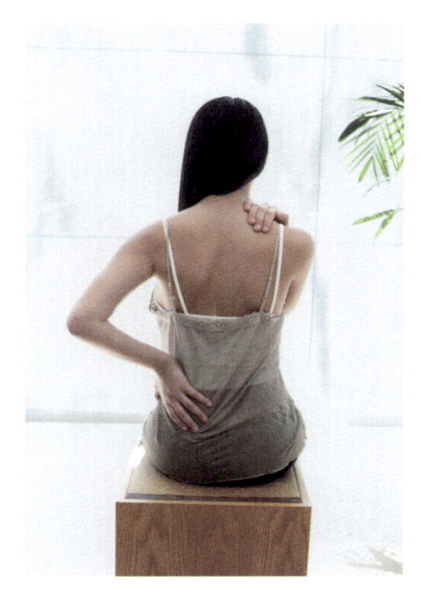

2

Mova a mão esquerda para a parte inferior esquerda das costas (SEL 2).

O QUE ESTE FLUXO AJUDA: a área do ombro (SEL 11) ajuda com projetos da linha do quadril, enquanto o ísquio (SEL 25) auxilia a inspiração, ajudando o corpo a construir ou criar. O ponto lombar (na parte inferior das costas) (SEL 2) ajuda a soltar, a deixar ir, um processo que está concentrado na expiração; por isso, use o fluxo oposto para constipação – uma condição associada com o fato de a pessoa não ser capaz de liberar algo no nível espiritual, emocional ou físico.

Olhos: fluxo direito ilustrado

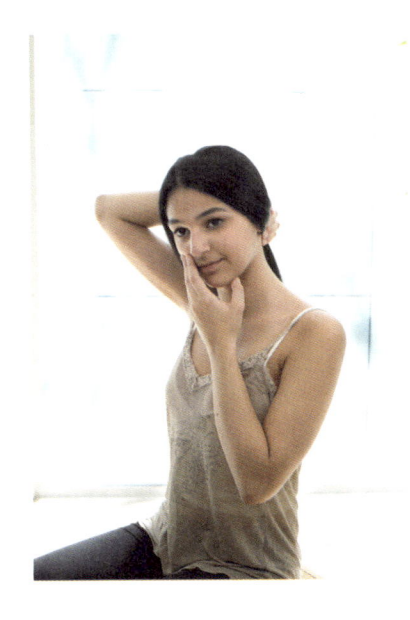

1

Coloque a ponta dos dedos da mão direita no lado esquerdo da base da cabeça (SEL 4) e a ponta dos dedos da mão esquerda abaixo do osso malar direito (SEL 21).

2

Mova a ponta dos dedos da mão esquerda para a região acima da sobrancelha direita (SEL 20).

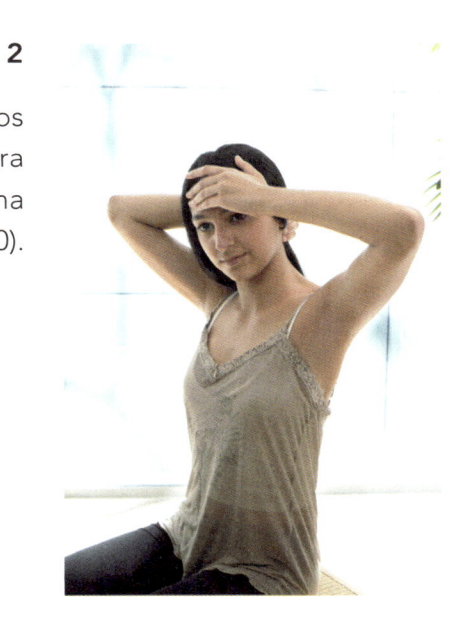

3

Mova a ponta dos dedos da mão esquerda para a região abaixo da clavícula direita (SEL 22).

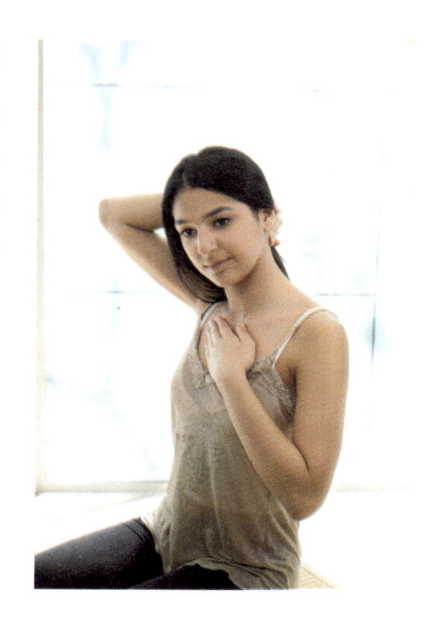

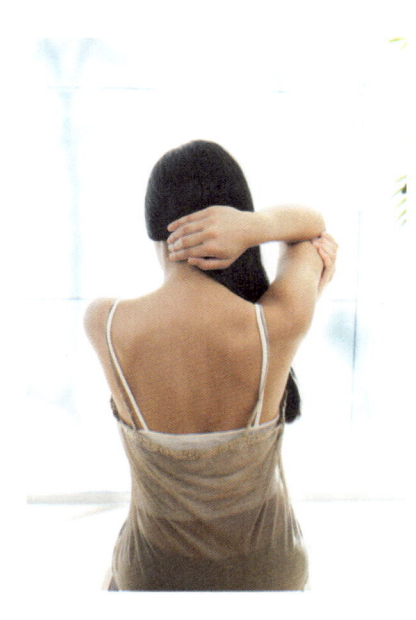

4

Mova a ponta dos dedos da mão esquerda para o cotovelo direito (SEL 19).

O QUE ESTE FLUXO AJUDA: todos os projetos de visão, inclusive miopia e hipermetropia, fadiga ocular, problemas de visão, olhos cansados e glaucoma.

Fadiga Diária

Fadiga é aquele sedimento que pode se acumular no corpo pelo seu uso excessivo ou abusivo. Consequentemente, a energia pode ficar estagnada na linha do peito, da cintura ou do quadril. Os toques a seguir apresentam algumas posições simples para aliviar a estagnação do fluxo da fadiga nessas áreas específicas.

PARTE SUPERIOR DO PEITO E DOS BRAÇOS: trata os dois lados do corpo

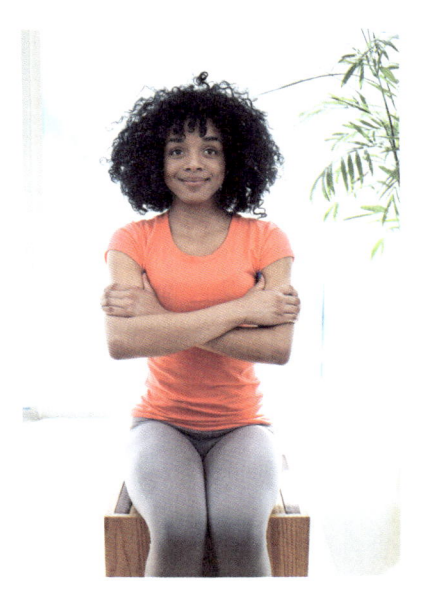

Coloque a mão direita na parte superior do braço esquerdo (SEL 19 Alto) e a mão esquerda na parte superior do braço direito (SEL 19 Alto).

RESPIRAÇÃO

Coloque a mão direita na parte superior do braço esquerdo (SEL 19 Alto) e a mão esquerda na parte superior interna da coxa direita (SEL 1 Alto).

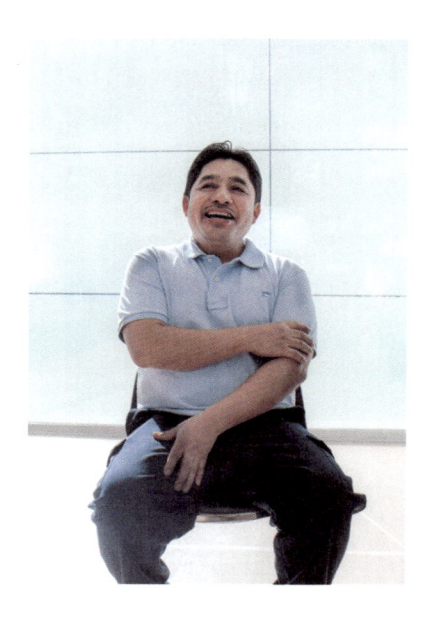

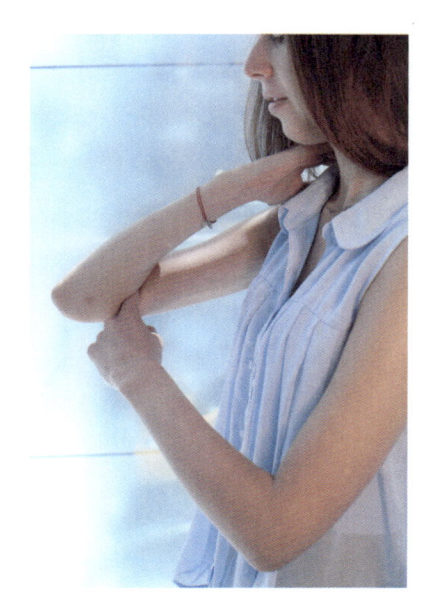

OMBRO E BRAÇO: fluxo direito ilustrado

Coloque a mão direita na parte superior da escápula direita (SEL 3) e a mão esquerda na dobra do cotovelo direito (SEL 19).

PLEXO SOLAR: trata os dois lados do corpo

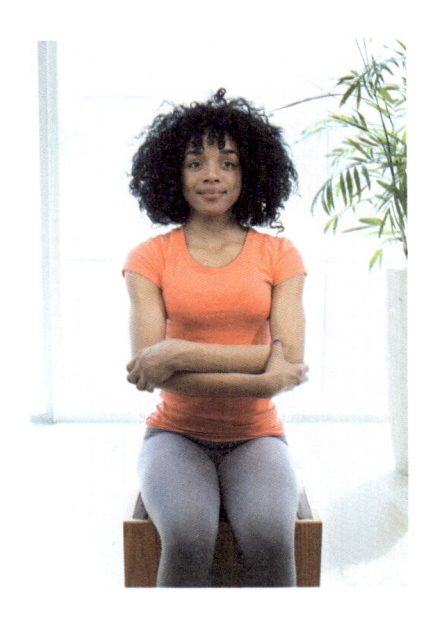

Coloque a mão direita no cotovelo esquerdo (SEL 19) e a mão esquerda no cotovelo direito (SEL 19).

COSTAS

1

Coloque a mão direita na parte superior da coxa direita (SEL 1 Alto) e a mão esquerda na parte inferior das costas do lado esquerdo (SEL 2).

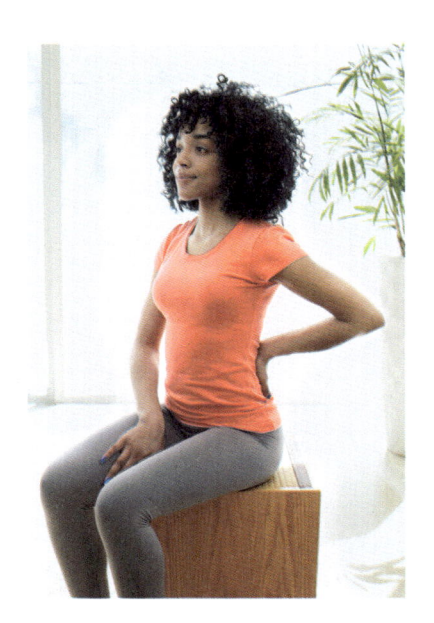

2

Mova a mão esquerda para o meio das costas do lado esquerdo (SEL 23).

O QUE ESTE FLUXO AJUDA: fadiga corporal resultante de uso excessivo ou abusivo do corpo.

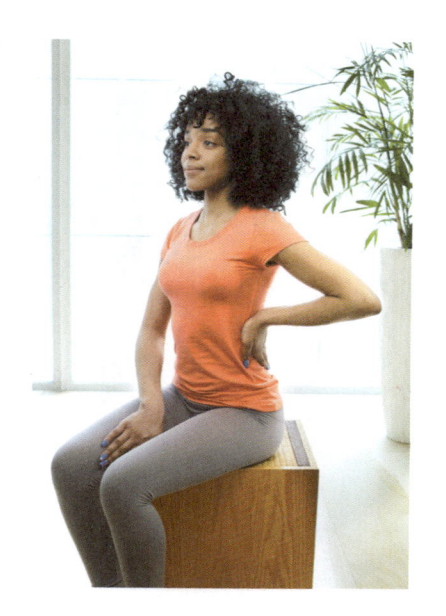

Pescoço Tenso

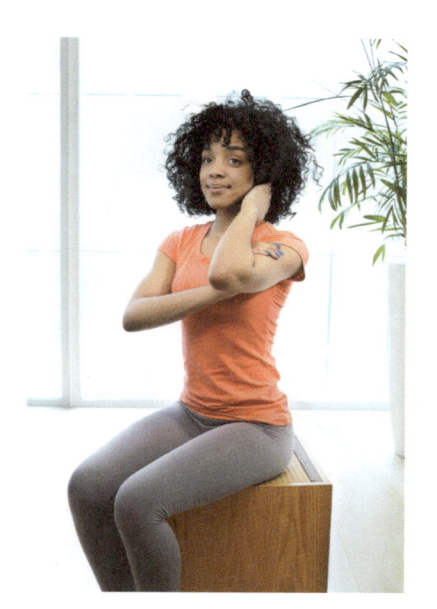

Coloque a mão direita na parte superior do braço esquerdo (SEL 19 Alto) e a mão esquerda na área esquerda do meio do pescoço, onde você sente tensão (SEL 12).

O QUE ESTE FLUXO AJUDA: este fluxo ajuda a liberar a tensão no pescoço, seja ela causada por estresse, traumas ou acidentes envolvendo o que denominamos efeito chicote, como aquele provocado em um passageiro pela freada súbita do carro em que viaja. Também é útil para dores de cabeça causadas por músculos tensos no pescoço.

Gripe e Viroses

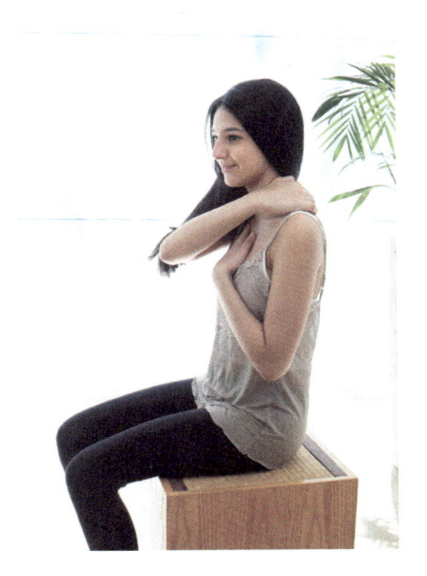

1

Coloque a mão direita na parte superior da escápula esquerda (SEL 3) e a mão esquerda na parte abaixo da clavícula direita (SEL 22). Mantenha a mão direita na SEL 3 durante todo o fluxo.

2

Mova a mão esquerda para o meio do peito do lado direito (SEL 13).

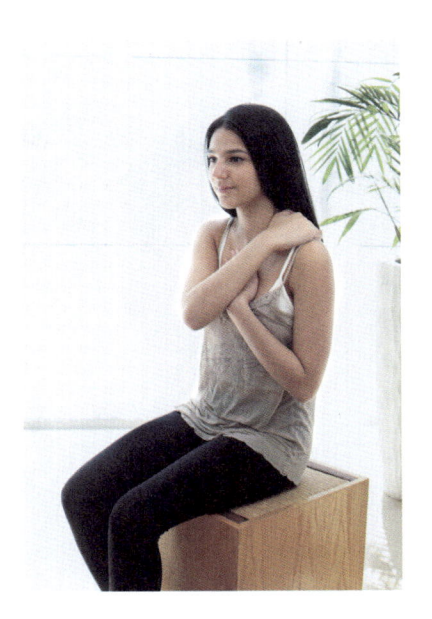

3

Envolva o cotovelo direito com a mão esquerda (SEL 19).

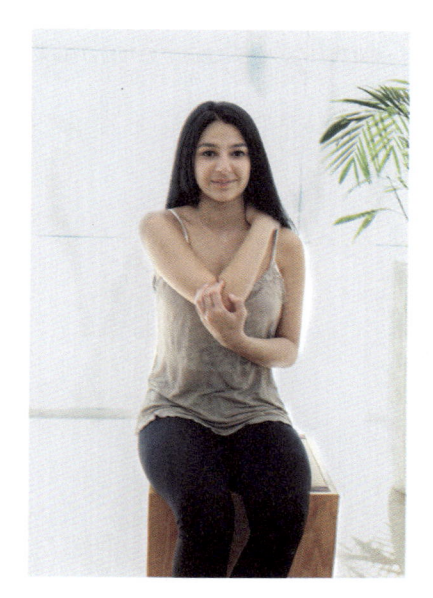

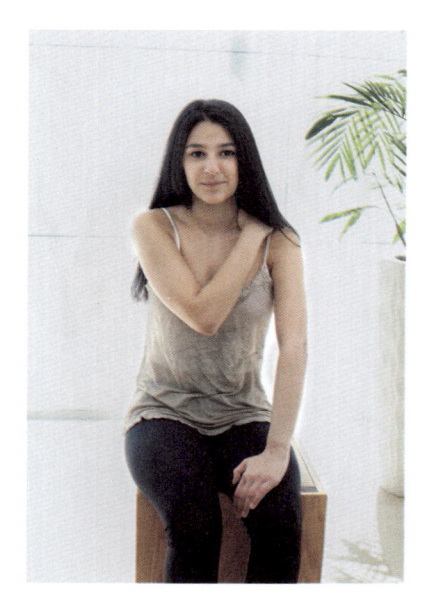

4

Mova a mão esquerda apoiando-a no joelho esquerdo (SEL 1).

O QUE ESTE FLUXO AJUDA: este fluxo é excelente para a prevenção e a recuperação de gripes e viroses, e a região da escápula (SEL 3) é particularmente importante para projetos do sistema imunológico. Conforme você for se sintonizando melhor com seu corpo, você poderá sentir esse local pedindo ajuda quando tiver uma gripe ou virose, ou uma dor muscular que se transformará em um resfriado ou gripe se não for tratada. Por isso, dedique uma dose extra de amor a esse lado do fluxo!

Condições da Pele: fluxo direito ilustrado

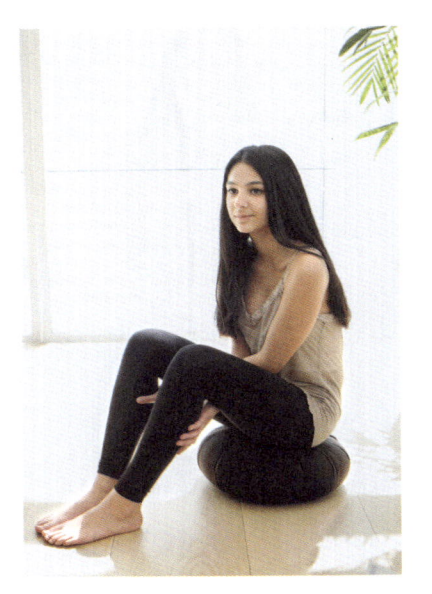

Coloque a palma da mão direita na panturrilha esquerda e a palma da mão esquerda na panturrilha direita, com os dedos apontando para baixo.

O QUE ESTE FLUXO AJUDA: condições da pele, desde erupções cutâneas e acne até queimaduras. A posição da mão permite a você cobrir toda a superfície da panturrilha, atingindo uma diferente linha de energia com cada dedo. Para o fluxo do lado oposto, descruze as mãos, colocando a mão direita na panturrilha direita e a mão esquerda na panturrilha esquerda.

Termostato Corporal e Função Muscular: trata os dois lados do corpo

Coloque a mão direita no lado externo do joelho direito (SEL 8) e a mão esquerda no lado externo do joelho esquerdo (SEL 8).

O QUE ESTE FLUXO AJUDA: regula a temperatura corporal e reforça a função muscular. A área do lado externo do joelho esquerdo esfria o corpo, enquanto a SEL direita aquece o corpo; harmonize-os simultaneamente para ajudar na regulação ou segure um lado de cada vez, como preferir. Quando você está sentado com as pernas cruzadas, observe qual lado da SEL você apoia naturalmente com seu outro joelho – é sempre interessante notar os instintos harmonizadores naturais do nosso corpo em ação.

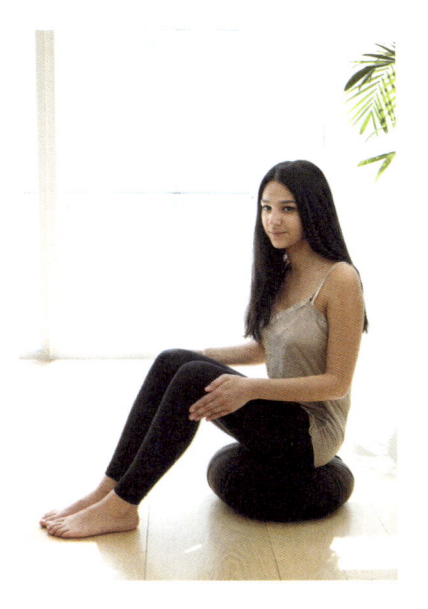

Túnel do Carpo e Fadiga nas Articulações: fluxo direito ilustrado

1

Coloque a mão direita na parte superior da escápula esquerda (SEL 3) e a mão esquerda sobre o cotovelo direito (SEL 19).

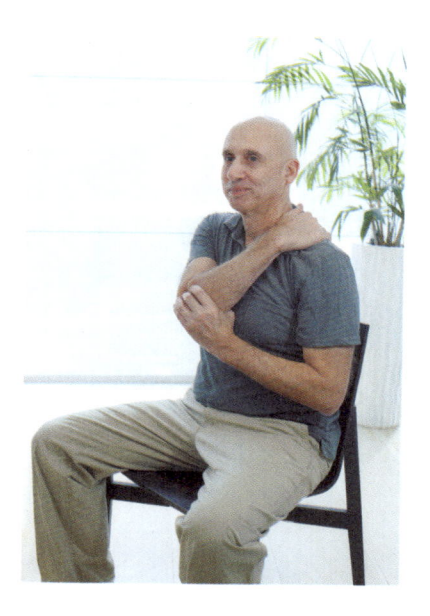

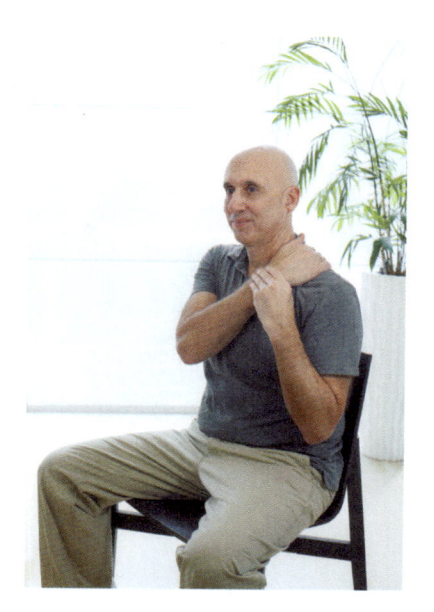

2

Mova a mão esquerda para a área do pulso da mão direita.

3

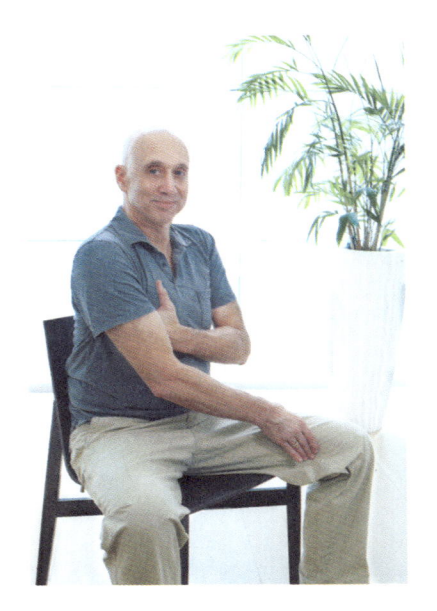

Mova a mão direita para a parte interna da coxa esquerda (SEL 1 Alto) e a mão esquerda para a parte externa da escápula direita (SEL 26).

O QUE ESTE FLUXO AJUDA: esta sequência de três passos nas articulações do ombro é excelente para harmonizar projetos de braço, ombro, cotovelo e pulso, proporcionando uma rota de fuga para a energia lenta (congestionada) nessa area da parte interna da coxa. Toque toda a região das SELs para sentir onde está a congestão e mantenha o toque até sentir uma liberação.

Dores de Cabeça: fluxo direito ilustrado

1

Coloque a mão direita no cóccix e a mão esquerda na metade do pescoço do lado direito (SEL 12).

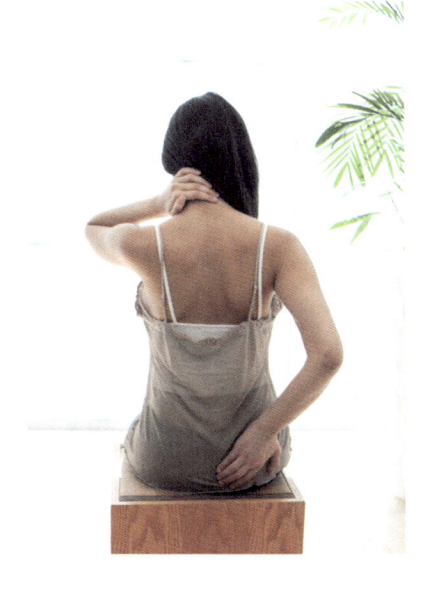

2

Mova a mão direita para o ísquio direito (SEL 25).

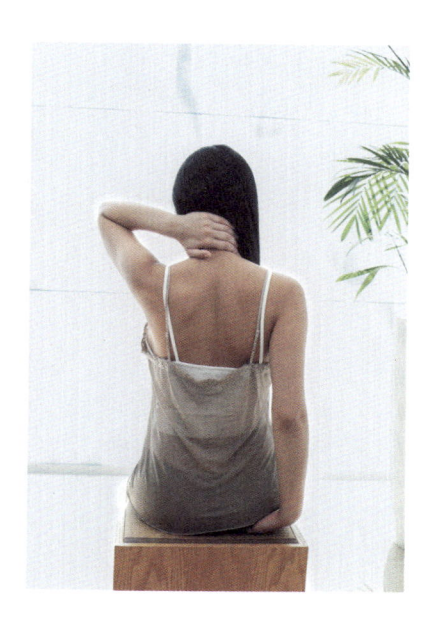

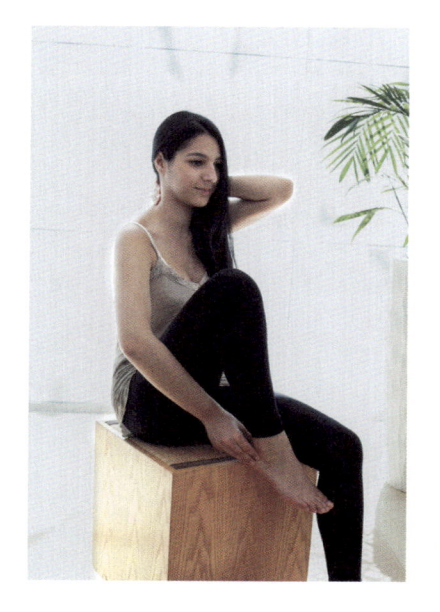

3

Mova a mão direita para a parte externa do tornozelo direito, abaixo do osso do tarso (SEL 16).

O QUE ESTE FLUXO AJUDA: este rapidinho para o Fluxo Bexiga ajuda a energia que está represada acima da cintura a descer da cabeça até o dedo mínimo do pé. Para dores de cabeça frontais, você também pode segurar o dedo médio da mão; para tratar dores de cabeça centralizadas na parte de trás da cabeça, envolva o polegar. Para dores de cabeça relacionadas a estresse, segure o dedo mínimo da mão e/ou a SEL 17, na parte externa do pulso.

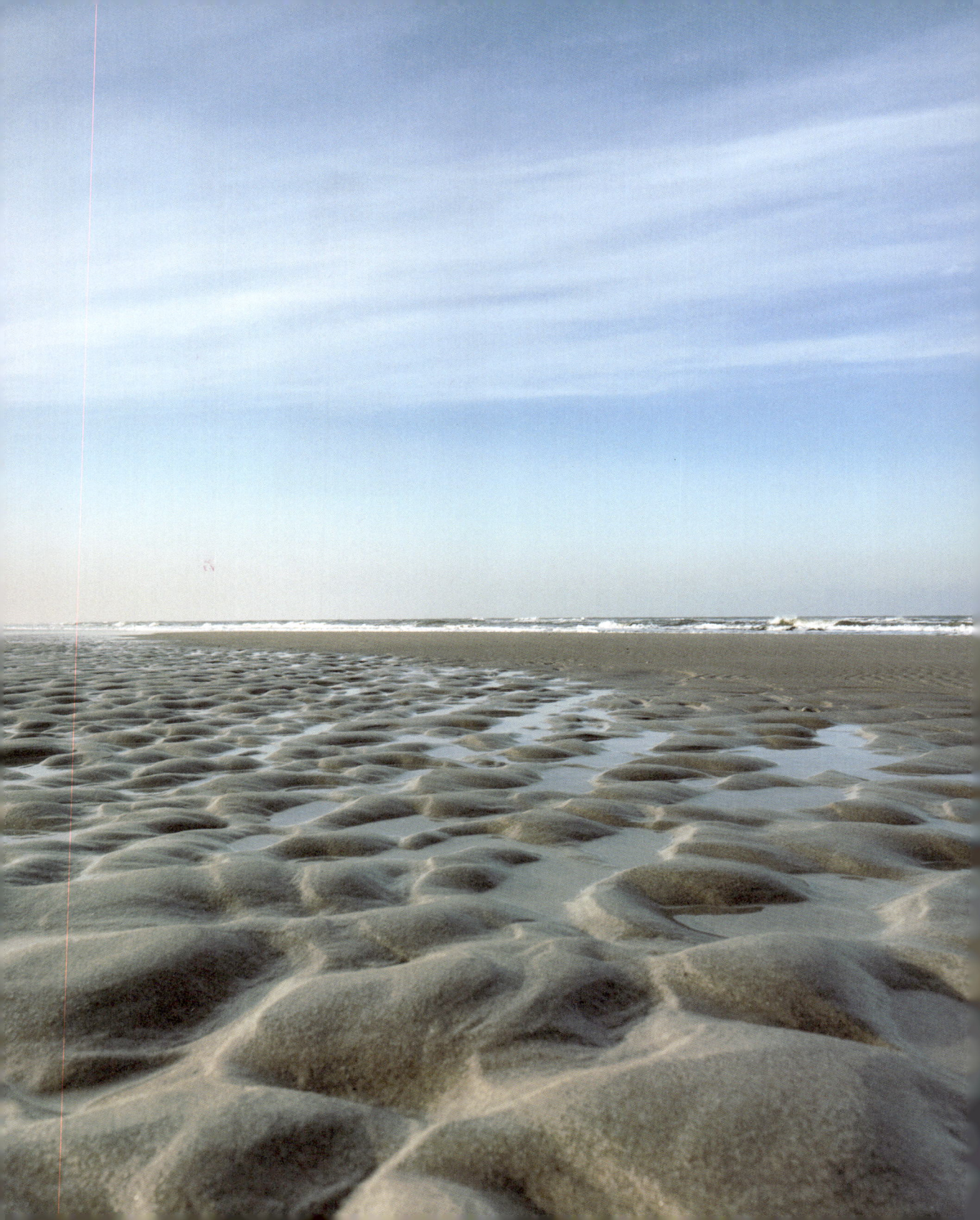

Capítulo 10

A Enciclopédia de Sintomas

Embora um dos meus principais objetivos ao escrever este livro fosse o de transmitir uma prática diária de autoaplicação que facilitaria aos leitores sintonizar as necessidades energéticas dos seus corpos, também estou contente por poder compartilhar alguns dos "mágicos rapidinhos" da Arte do Jin Shin. As posições ultraespecíficas que eu apresento neste capítulo final foram, literalmente falando, salva-vidas que me ajudaram inúmeras vezes — por exemplo, no caso de um estranho na esquina ou de um passageiro em um vagão de metrô, e, mais de uma vez, ajudaram a mim mesma. Quando meus filhos eram muito jovens, tive uma reação alérgica a uma avelã ainda verde e senti um momento de pânico quando minha garganta começou a se fechar. Sentindo-me cada vez mais zonza e fraca, pedi aos meus filhos, que ainda tinham menos de 6 anos de idade, para que pressionassem com força a parte interna do meu joelho direito, onde o Movimentador Principal (SEL 1) se conecta ao Fluxo Estômago e abriria a garganta. Eles seguiram minhas instruções e — vejam só! — minhas vias aéreas se abriram. Chega de avelãs para mim.

Há muitos anos, eu estava andando na rua com minha tia Mimi, uma senhora holandesa conservadora, com pouco interesse em práticas de cura alternativa. Ela foi tomada por uma súbita necessidade de esvaziar os intestinos, mas não havia banheiros à vista. Trabalhei então, intensamente, na parte inferior esquerda de suas costas e no lado externo da parte de trás do seu joelho direito, e a sensação de urgência desapareceu instantaneamente.

Encontros de Jin Shin com estranhos têm sido tão frequentes que às vezes sinto que o universo os está empurrando para cruzar o meu caminho. Talvez o mesmo venha a acontecer com você.

Espero que você desfrute dos benefícios de um armário de remédios totalmente abastecido com medicamentos prescritos pela própria natureza. Seus amigos e familiares provavelmente também amarão suas recém adquiridas habilidades no Jin Shin.

A Escolha do Lado Esquerdo ou Direito para Fluxos e Toques nos Dedos das Mãos

Como decidir qual lado de um fluxo se deve tratar? Vá para o lado que parece estar em uma situação de necessidade mais premente, onde as respectiva SELs estão mais sensíveis ou cheias, tendo em mente que a energia sempre saberá para onde ir. Geralmente, simplesmente inverter as instruções da esquerda para a direita ajudará o outro lado do corpo. Em alguns fluxos, em que os braços ficam cruzados ou em posições espelhadas, trate os dois lados do corpo. Em outros casos, no entanto (onde há uma observação), você poderá observar que um dos lados do fluxo lida com um tipo de sintoma enquanto o outro tende a lidar com seu oposto (como no caso de constipação e diarreia).

Juntamente com as instruções para fluxos, também incluí uma alternativa ainda mais rápida na forma de envolver um dedo.

Alegria (Dedo Mínimo)*

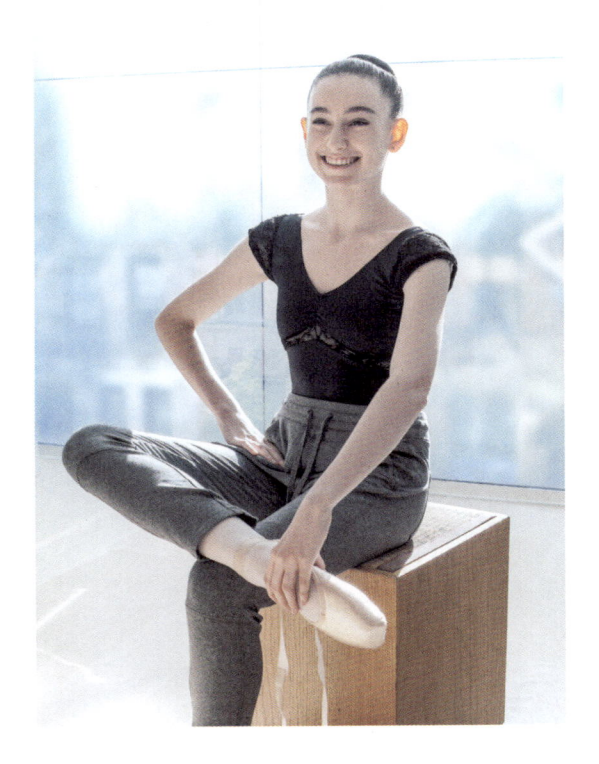

Coloque a mão direita na parte superior da coxa direita na região da virilha (SEL 15) e o polegar esquerdo na sola do pé direito (SEL 6).

O QUE ESTE FLUXO AJUDA: nos permite expirar para que possamos inspirar alegria!

* Fluxo direito ilustrado.

Alergias (Dedo Anular)*

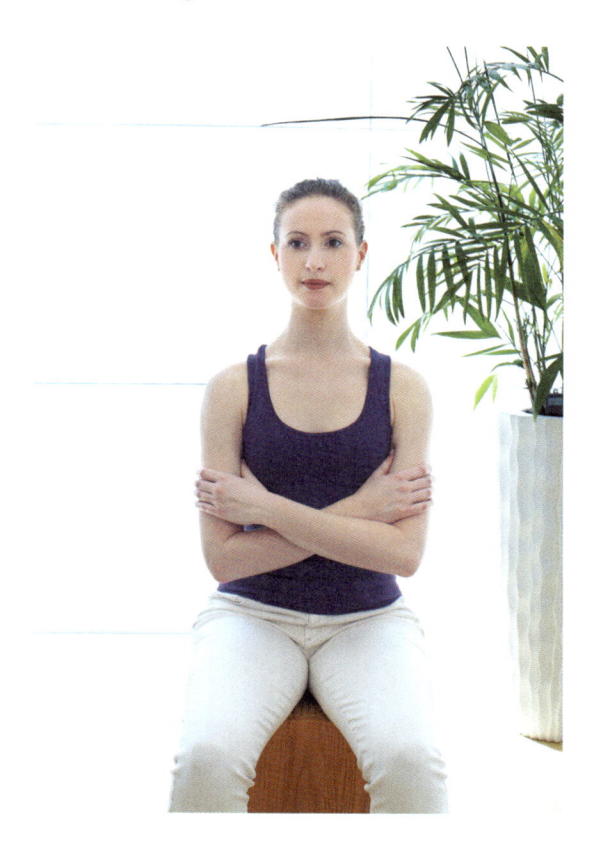

Coloque a mão direita na parte superior do braço esquerdo (SEL 19 Alto) e a mão esquerda na parte superior do braço direito (SEL 19 Alto).

O QUE ESTE FLUXO AJUDA: limpa a linha do peito e harmoniza a energia pulmão, ajudando no tratamento de alergias sazonais, como coriza, chiado e congestão do peito.

---

* Trata os dois lados do corpo.

Artrite (Dedo Mínimo)*

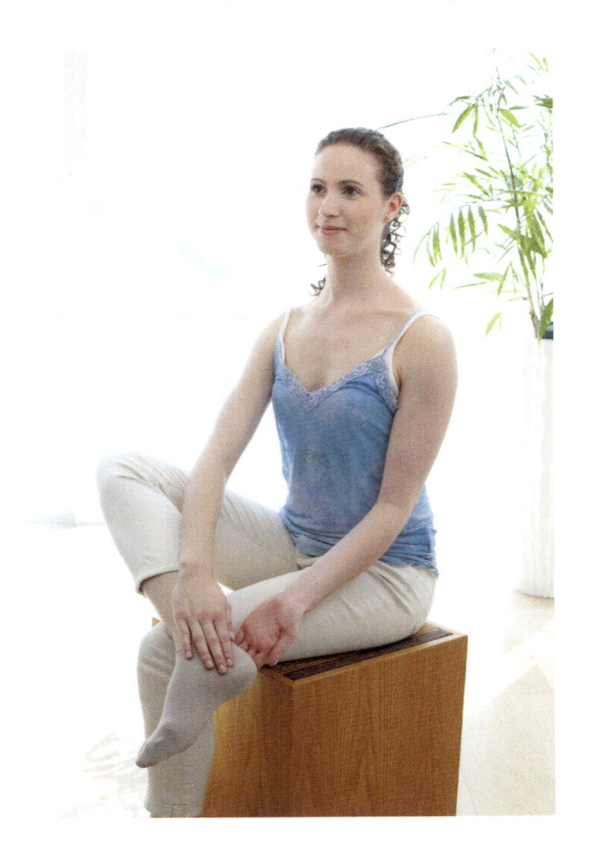

Coloque a mão direita na parte interna do tornozelo direito, abaixo do osso do tarso (SEL 5), e a mão esquerda na parte externa do tornozelo direito, abaixo do osso do tarso (SEL 16).

O QUE ESTE FLUXO AJUDA: dor e inflamação nas articulações, juntamente com fadiga corporal profunda.

---

* Fluxo direito ilustrado.

Asma (Dedo Anular)

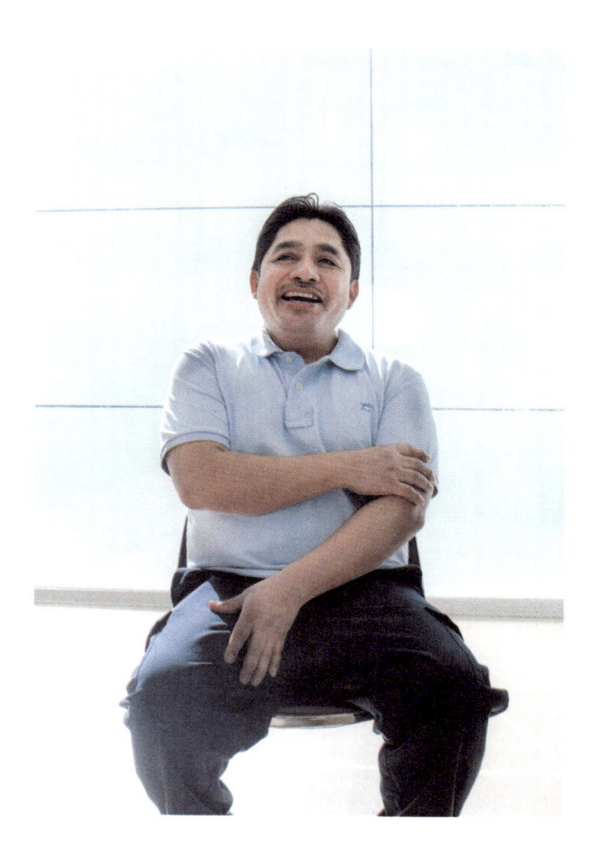

Coloque a mão direita na parte superior do braço esquerdo (SEL 19 Alto) e a mão esquerda na parte interna da coxa direita (SEL 1 Alto).

O QUE ESTE FLUXO AJUDA: este rapidinho ajuda a abrir os pulmões e a limpar o peito. A SEL na parte superior do braço abre a linha do tórax, enquanto a SEL na coxa cria uma rota de fuga para a congestão.

Azia e Indigestão (Polegar)**

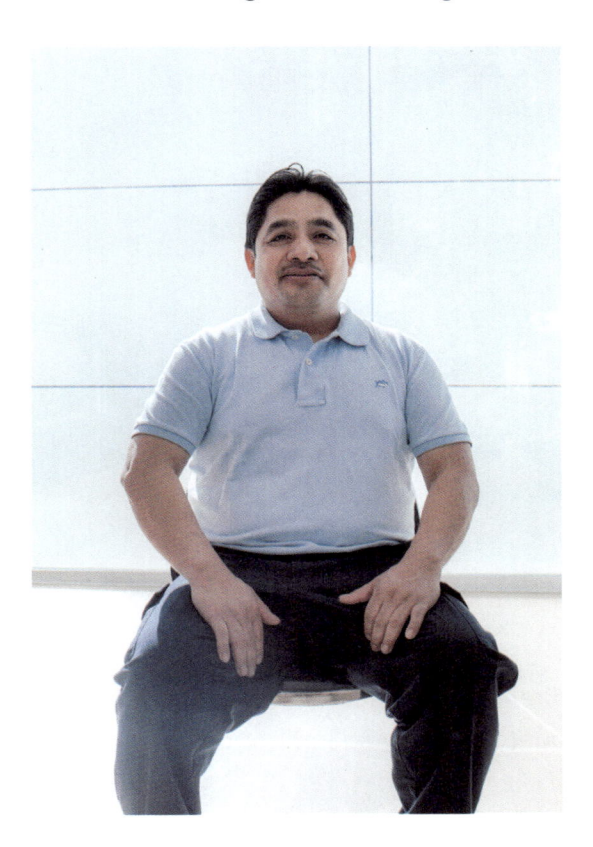

Coloque a mão direita na parte superior da coxa direita (SEL 1 Alto) e a mão esquerda na parte superior da coxa esquerda (SEL 1 Alto).

O QUE ESTE FLUXO AJUDA: com frequência, nós tocamos as partes superiores internas das coxas de maneira instintiva depois de uma grande refeição para intensificar naturalmente a digestão e, neste toque, acrescentamos um pouco de respiração consciente para reforçar os efeitos da posição. O estresse, uma causa potencial de azia, pode fazer que a energia se reverta e suba pela frente do corpo em vez de descer, um fenômeno que esta posição pode impedir. Você pode cruzar as mãos se isso for mais confortável. Para um rapidinho ultrarrápido, segure o polegar para equilibrar a acidez no corpo.

---

* Trata os dois lados do corpo.

Bebês (Polegar)

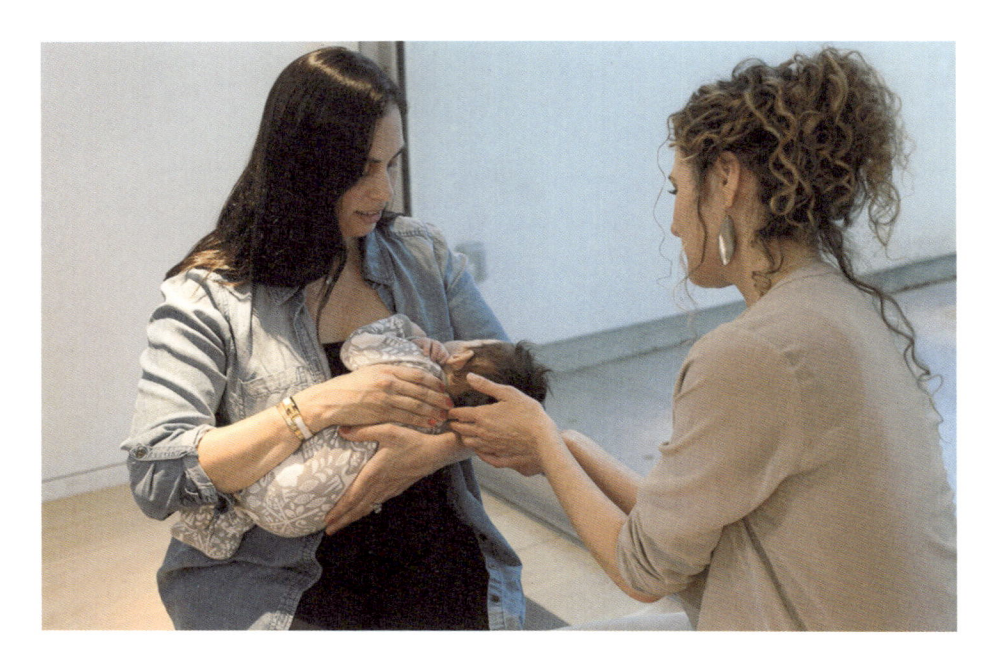

Coloque a mão direita na parte inferior da escápula esquerda (SELs 9 e 26) e a mão esquerda na região lombar direita (SEL 2).

O QUE ESTE FLUXO AJUDA: um fluxo útil para muitas coisas relacionadas a bebês (choro, cólica etc.), a posição complementa o modo de segurar o bebê durante a amamentação – tornando-a uma opção perfeita para multitarefas! Toque a SEL 26, na parte inferior da escápula, com o polegar, alcançando a parte externa da escápula, e a SEL 9, com os outros dedos. Convenientemente, a posição complementar é segurar o polegar, ou seja, o dedo que os bebês sugam para instintivamente se autoacalmar com Jin Shin.

Bem-Estar (Palma da Mão)

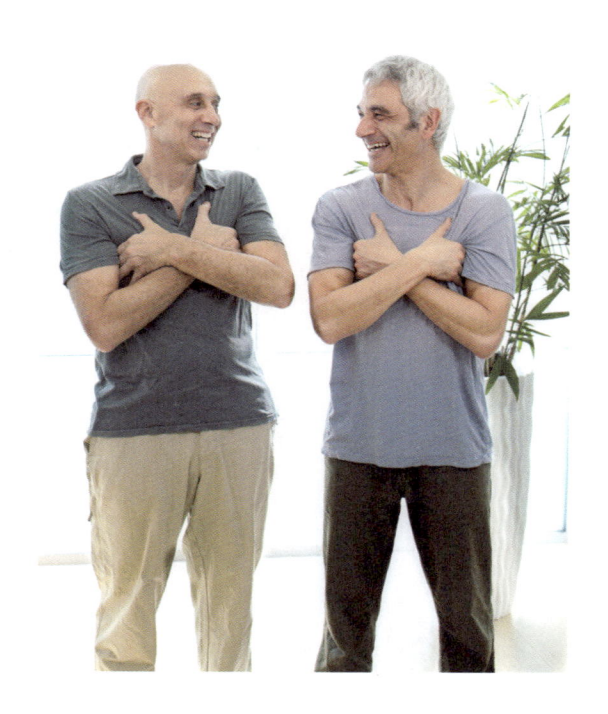

Como se você estivesse se abraçando, coloque a mão direita sob a axila esquerda de modo que as pontas dos dedos da mão direita fiquem na parte inferior externa da escápula esquerda (SEL 26), e o polegar direito repouse na parte abaixo da clavícula esquerda (SEL 22). Espelhe essas posições no lado esquerdo, colocando as pontas dos dedos da mão esquerda na parte inferior externa da escápula direita (SEL 26), e o polegar esquerdo na parte abaixo da clavícula direita (SEL 22).

O QUE ESTE FLUXO AJUDA: a postura que chamamos de "O Grande Abraço" ajuda o ser total, trabalhando na expiração e na inspiração para completar a harmonia energética.

Cérebro (Dedo Médio)

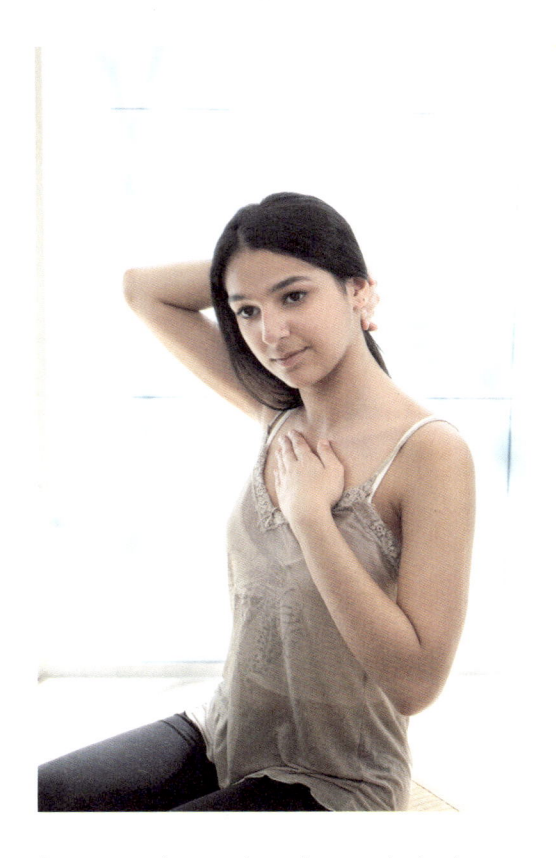

Coloque a mão direita na base da cabeça do lado esquerdo (SEL 4) e a mão esquerda na região abaixo da clavícula direita (SEL 22).

O QUE ESTE FLUXO AJUDA: útil para quaisquer problemas que envolvam o cérebro, o primeiro passo do Fluxo Fígado é uma ferramenta complementar útil para quem se recupera de uma concussão ou quer estimular o desenvolvimento do cérebro.

Choque Emocional (Dedo Indicador)

Consulte Trauma Emocional, página 208.

Choque Físico (Dedo Mínimo)*

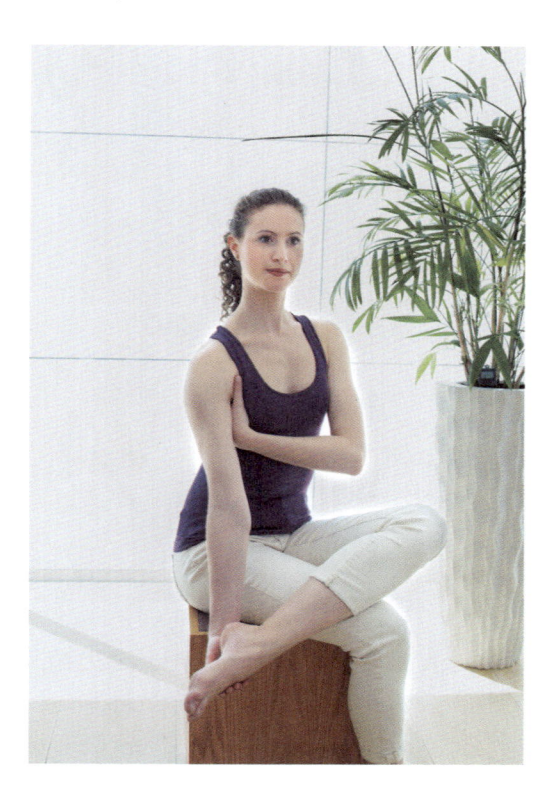

Coloque a mão direita no peito do pé esquerdo, na direção da linha divisória entre o dedo mínimo e anular (SEL 24). Coloque a mão esquerda na parte inferior externa da escápula direita.

O QUE ESTE FLUXO AJUDA: este rapidinho acalma e atua como um "fio-terra" para o caos em um nível físico e emocional. Ele ajuda o centro do nosso ser.

---

* Fluxo direito ilustrado.

Coceira (Polegar)

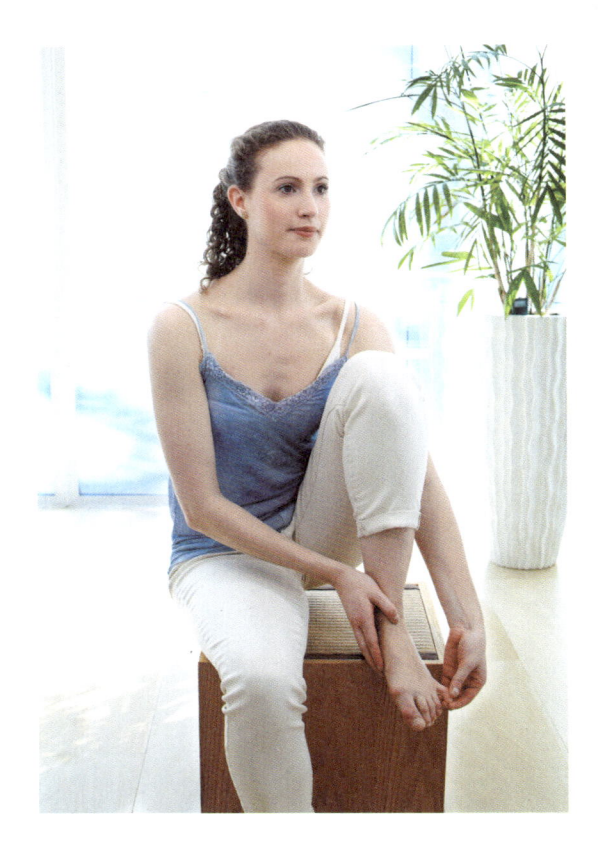

Coloque a mão direita na sola do pé esquerdo (SEL 6), enquanto a mão esquerda segura o dedo mínimo do pé esquerdo.

O QUE ESTE FLUXO AJUDA: este pequeno fluxo ajudará qualquer projeto de superfície da pele que possa apresentar qualquer tipo de coceira, como urticária, queimadura, reações alérgicas ou acne. A posição, conforme é apresentada na foto, funciona no lado esquerdo do corpo; inverta para tratar coceira do lado direito.

Colesterol (Dedo Indicador)*

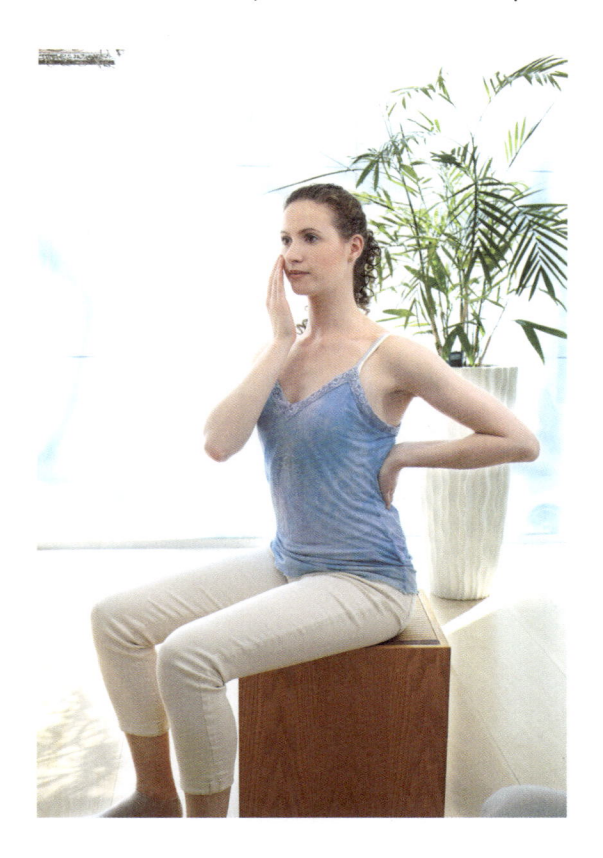

Coloque a mão direita no osso malar do lado direito (SEL 21) e a mão esquerda no meio das costas do lado esquerdo (SEL 23).

O QUE ESTE FLUXO AJUDA: um rapidinho para o Fluxo Estômago, esta posição ajuda a liberar o colesterol, facilitando a expiração e ajudando a liberar qualquer acúmulo no corpo.

---

* Fluxo direito ilustrado.

Cólicas Estomacais (Polegar)

1

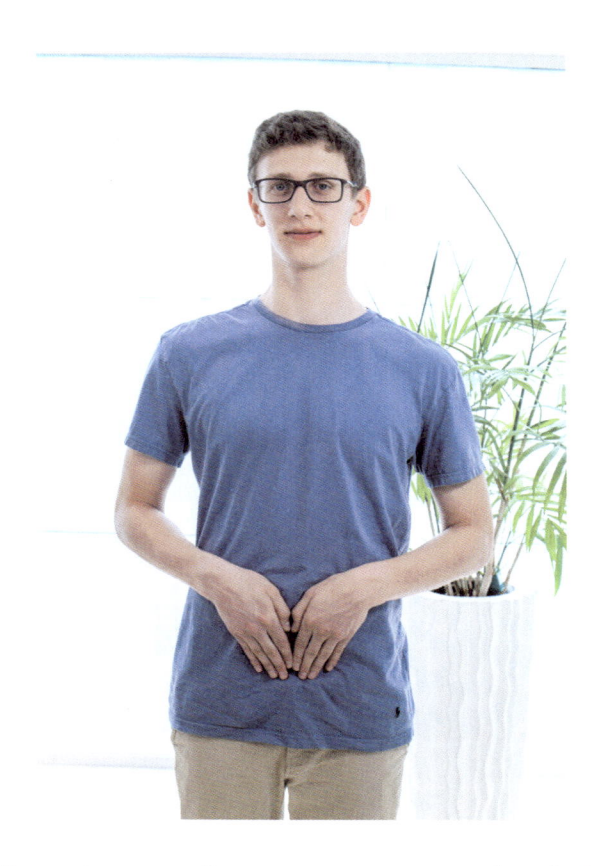

Coloque as mãos sobre o estômago, com a ponta dos dedos apontando para baixo, e os polegares juntos quando a dor é difusa.

2

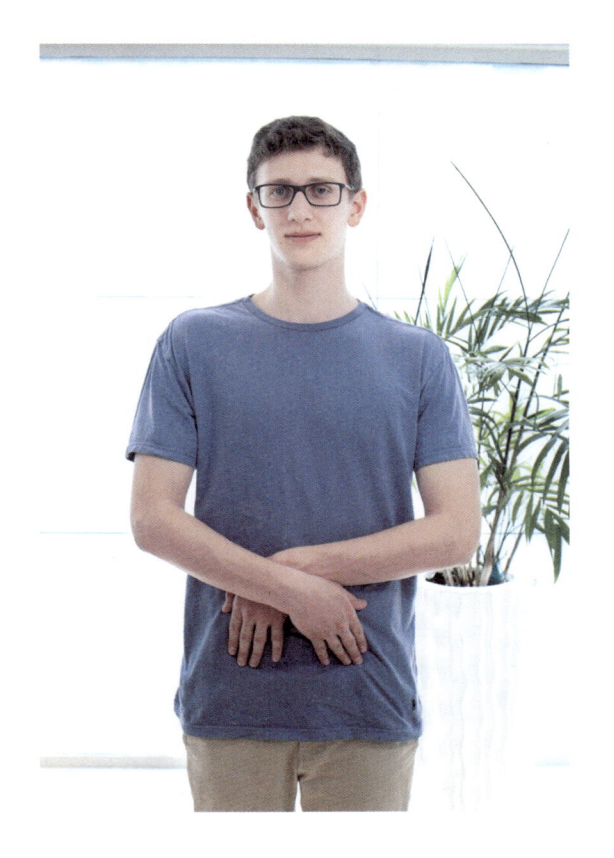

Cruze as mãos sobre o estômago, com a ponta dos dedos apontando para baixo e os polegares separados quando a dor é localizada.

O QUE ESTE FLUXO AJUDA: manter os polegares juntos permitirá que a energia seja dirigida ao centro da barriga, uma excelente posição para dores de estômago em geral, sem que haja um local preciso onde essa dor ocorra. Mas se a dor estiver em um ponto específico, a energia precisará ser dispersada – e por isso cruze as mãos, separando os polegares.

Cólicas Menstruais (Dedo Indicador)

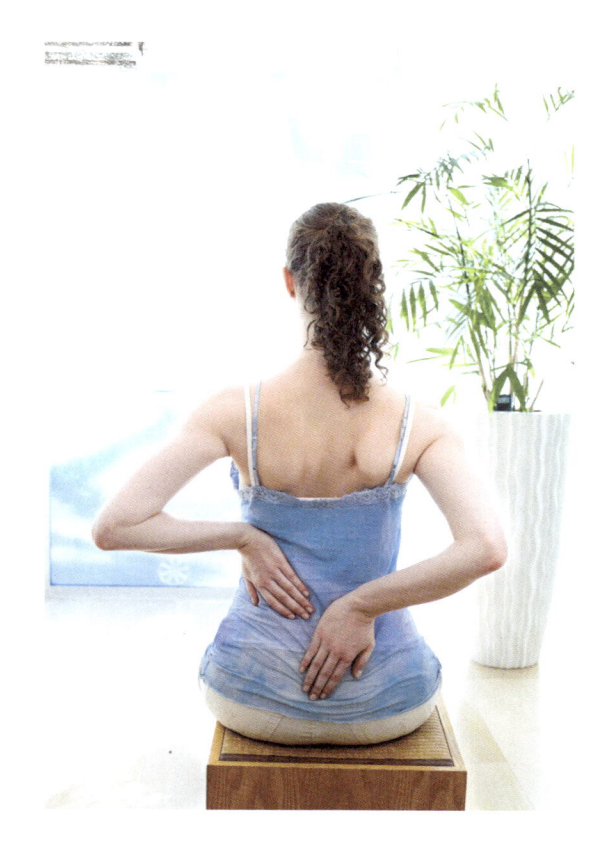

Coloque a mão direita sobre o sacro e a mão esquerda sobre a metade inferior esquerda das costas (SEL 23).

O QUE ESTE FLUXO AJUDA: a área na parte inferior das costas ajuda a aliviar o desconforto pélvico. Em combinação com a área na metade inferior das costas (um ótimo lugar para o equilíbrio hormonal), também funciona em cólicas estomacais causadas pela menstruação.

Coluna Vertebral (Palma da Mão)*

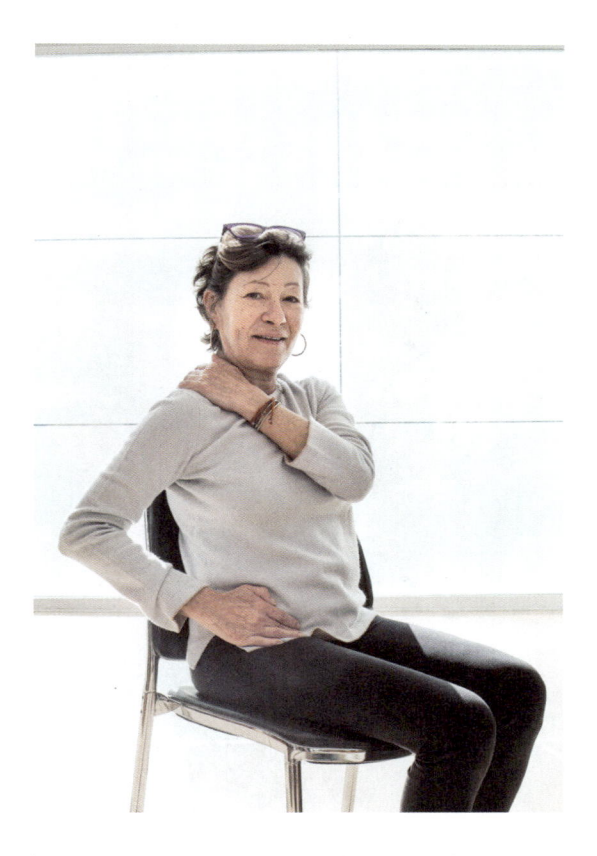

Coloque a mão direita na parte superior da coxa direita, na região da virilha (SEL 15), e mão esquerda na parte superior do ombro direito (SEL 11).

O QUE ESTE FLUXO AJUDA: "Assim como na frente, também nas costas". Como Mary Burmeister gostava de lembrar a seus alunos e clientes, qualquer projeto na coluna pode estar relacionado a um causa energética na parte frontal do corpo.
É por isso que mantemos o toque na SEL 15, permitindo que a energia desça pela frente do corpo, de modo a poder fluir subindo pelas costas.

---

* Fluxo direito ilustrado.

Congestão Nasal (Dedo Indicador)*

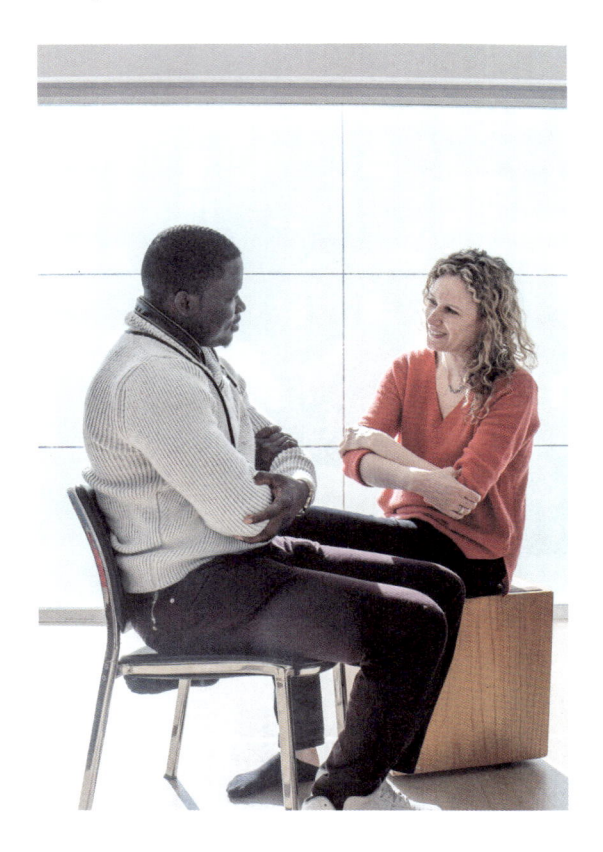

Coloque a mão direita sobre o cotovelo esquerdo (SEL 19) e a mão esquerda sobre o cotovelo direito (SEL 19).

O QUE ESTE FLUXO AJUDA: "As Nove", localizadas em área de difícil acesso no meio das escápulas, desobstruem a congestão nasal (também ajudando projetos de pé, como na página 190). Se você achar difícil alcançá-las, segure os pontos do cotovelo, como demonstrado. Harmonizando a energia rim, que flui pelas narinas e pelas vias nasais, essa posição desobstruirá qualquer congestão nasal.

---

* Trata os dois lados do corpo.

Constipação (Dedo Indicador)

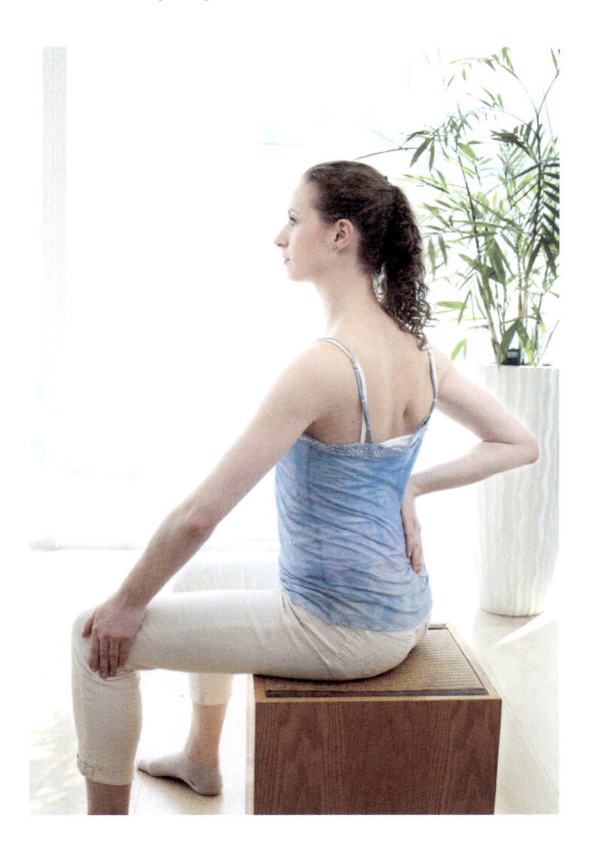

Coloque a mão direita na parte inferior direita das costas (SEL 2) e a mão esquerda na parte externa do joelho esquerdo (SEL 8).

O QUE ESTE FLUXO AJUDA: funciona na linha pélvica, permitindo que seu abdômen e intestinos relaxem e estimulem a eliminação. Aplique a posição inversa para diarreia, página 116.

Cotovelo de Tenista (Dedo Indicador)*

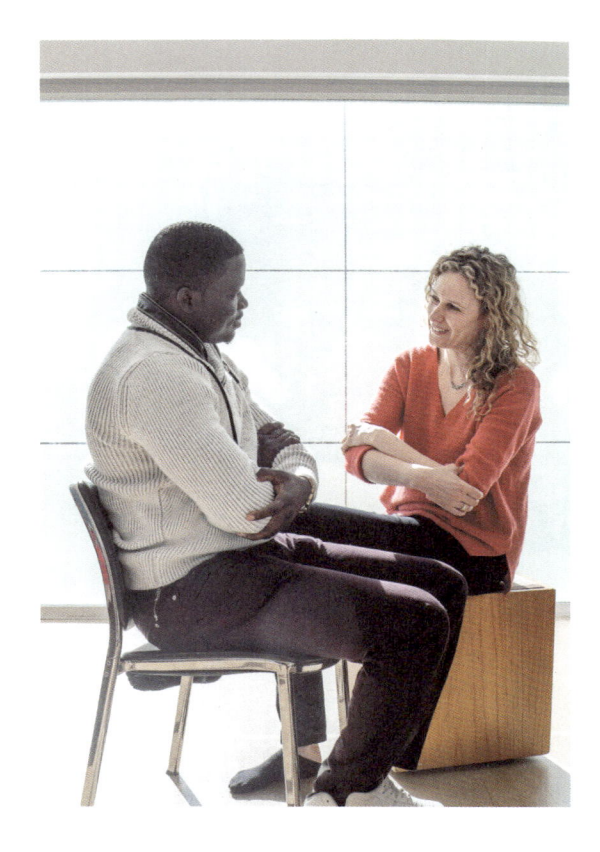

Coloque a mão direita sobre o cotovelo esquerdo (SEL 19) e a mão esquerda sobre o cotovelo direito (SEL 19).

O QUE ESTE FLUXO AJUDA: alivia a dor e a inflamação no cotovelo ao mantermos o toque sobre o local sensível.

---

* Trata os dois lados do corpo.

Depressão (Dedo Indicador)*

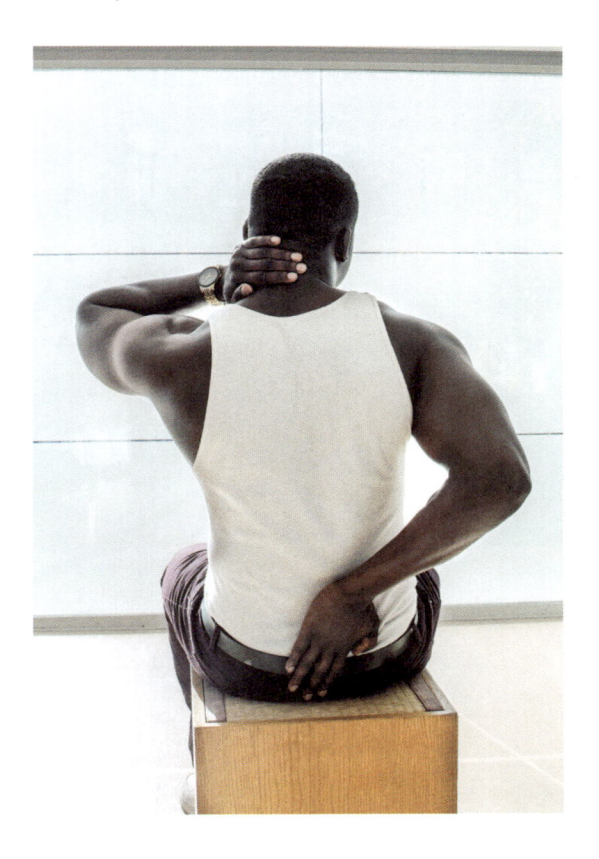

Coloque a mão direita no cóccix e a mão esquerda no meio do pescoço do lado direito (SEL 12).

O QUE ESTE FLUXO AJUDA: primeiro passo do Fluxo Bexiga, este rapidinho traz a energia para baixo e para fora da face e da cabeça. Ao lidar com problemas emocionais e psicológicos recorrentes, é essencial mover a energia que está estagnada na cabeça para abaixo da cintura.

---

* Trata os dois lados do corpo.

Diabetes (Polegar)*

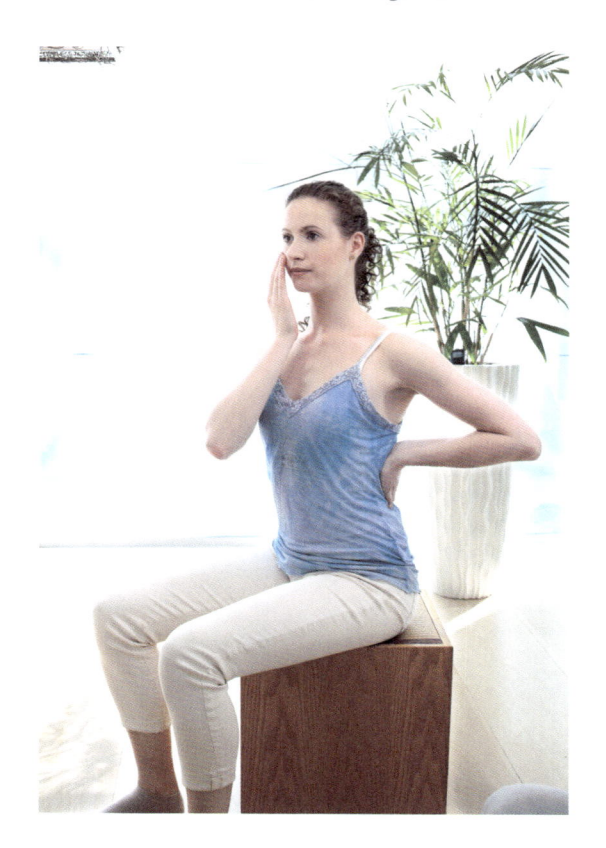

Coloque a mão direita no osso malar direito (SEL 21) e a mão esquerda no meio das costas do lado esquerdo (SEL 23).

O QUE ESTE FLUXO AJUDA: este rapidinho para o Fluxo Estômago ajuda a equilibrar a taxa de açúcar no sistema digestório e no sangue, harmonizando a digestão tanto no plano físico quanto no mental.

---

* Fluxo direito ilustrado.

Diarreia (Dedo Indicador)

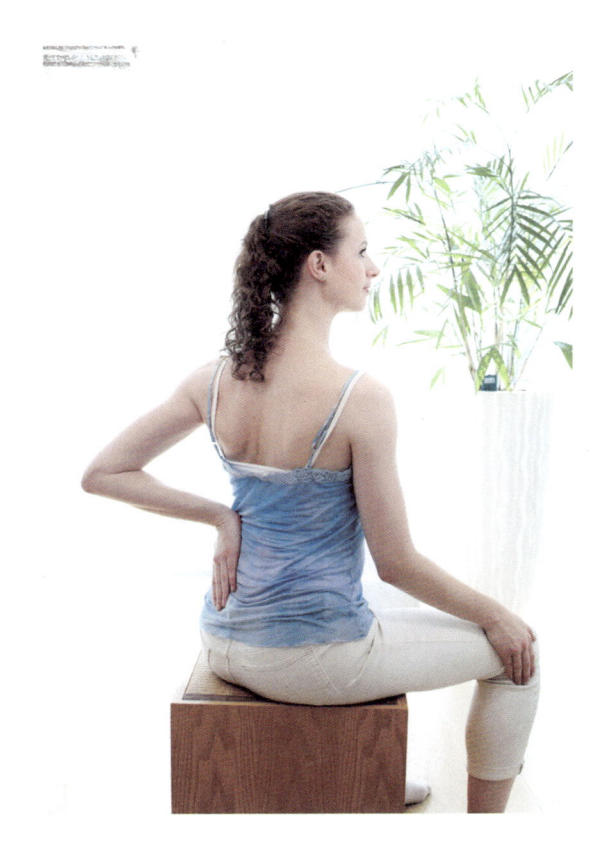

Coloque a mão direita na parte externa do joelho direito (SEL 8) e a mão esquerda na parte inferior esquerda das costas (SEL 2).

O QUE ESTE FLUXO AJUDA: todas as SELs do lado esquerdo do corpo ajudam a "construir" – assim como a área na parte inferior das costas, que ajudará a reduzir fezes soltas. A área na parte externa do joelho direito ajudará a limpar as áreas da região pélvica e do abdômen, harmonizando a eliminação. Aplique o lado oposto para a constipação, ver página 116.

Dor de Dente (Dedo Indicador)*

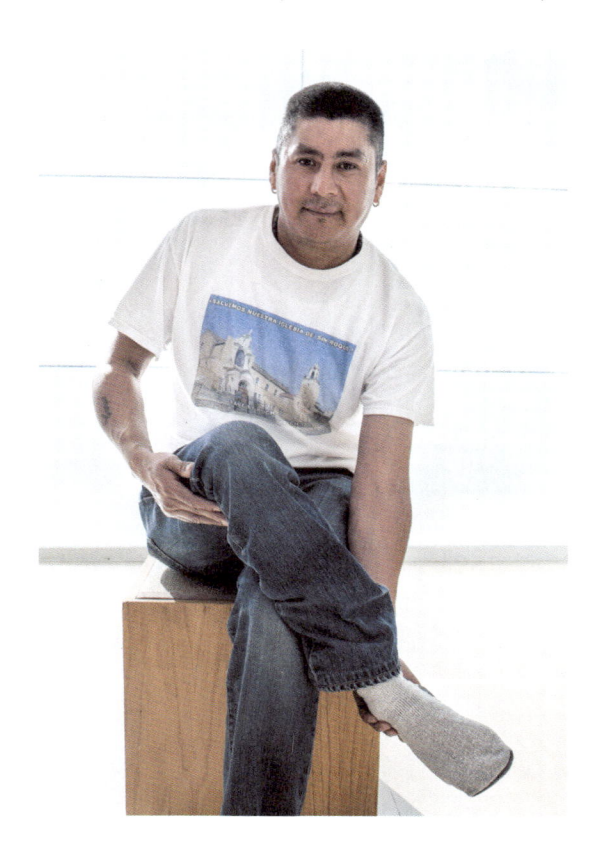

Para uma dor de dente do lado esquerdo, coloque a mão direita na parte externa do joelho direito (SEL 8) e a mão esquerda na parte externa do tornozelo direito, abaixo do osso do tarso (SEL 16).

O QUE ESTE FLUXO AJUDA: promovendo a atividade da energia intestino grosso, que flui através da linha da gengiva, esta posição é muito dinâmica e útil para infecções dentárias e pode ajudar a acelerar a cicatrização depois de uma cirurgia dentária.

---

* Fluxo direito ilustrado.

Dor de Garganta (Dedo Mínimo)

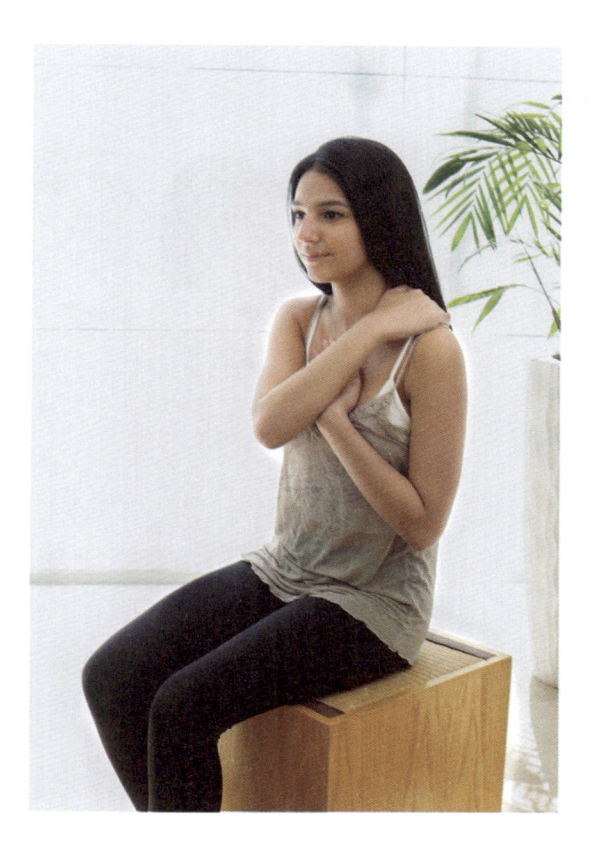

Coloque a mão direita sobre o ombro esquerdo (SEL 11) e a mão esquerda no meio do peito do lado direito (SEL 13).

O QUE ESTE FLUXO AJUDA: parte do Fluxo Intestino Delgado, esses pontos atuam em casos de garganta inflamada. A fim de escolher o melhor lado para praticar, apalpe os dois lados da SEL 13, sob as clavículas, até encontrar um ponto sensível – este será o lado que você escolherá para aplicar este rapidinho. Em caso de dúvida, basta aplicar nos dois!

Dor de Ouvido (Dedo Mínimo)

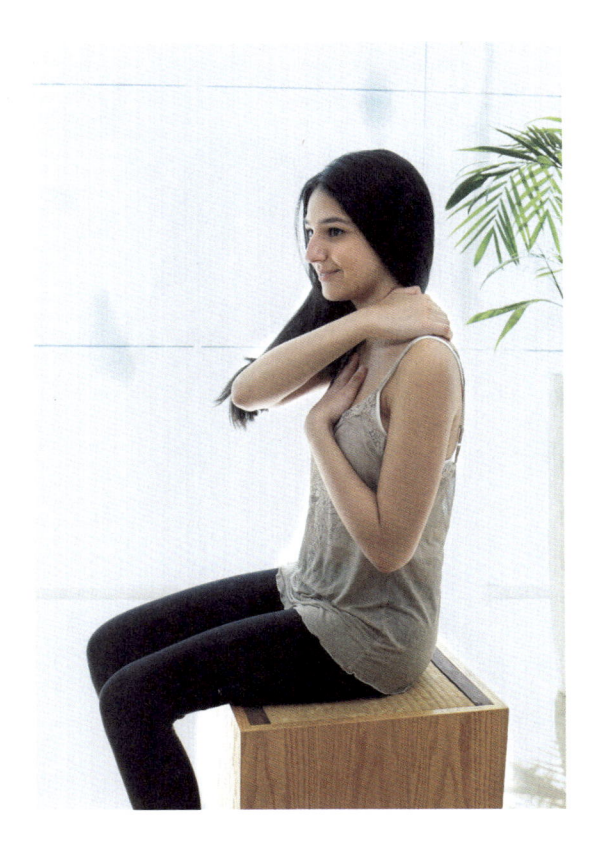

Coloque a mão direita sobre o ombro esquerdo (SEL 11) e a mão esquerda no lado direito do peito (SEL 13).

O QUE ESTE FLUXO AJUDA: parte do Fluxo Intestino Delgado, esta posição faz a energia circular através do ouvido, ajudando a aliviar dores de ouvido. Uma prescrição para viagens aéreas e para desconforto durante o voo: segure os dedos mínimos até sentir os estalos que precedem a abertura dos ouvidos.

Dor nas Costas (Dedo Indicador)

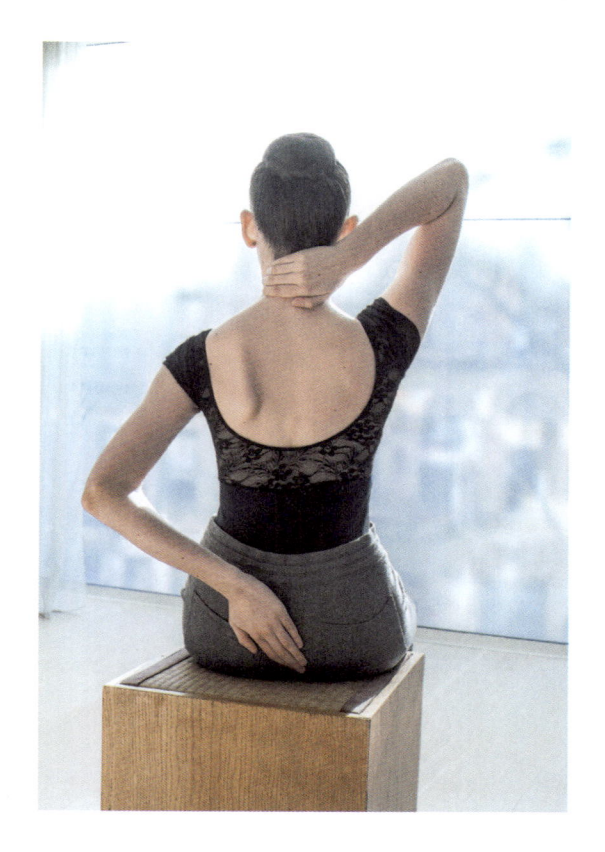

Coloque a mão direita no meio do pescoço do lado esquerdo (SEL 12) e a mão esquerda no cóccix.

O QUE ESTE FLUXO AJUDA: primeiro passo do Fluxo Bexiga, que flui em três linhas que descem pelas costas, este rapidinho alivia a dor nas costas, que geralmente está relacionada ao medo, e pode ser harmonizado usando o fluxo completo.

Dor no Ombro (Dedo Indicador)

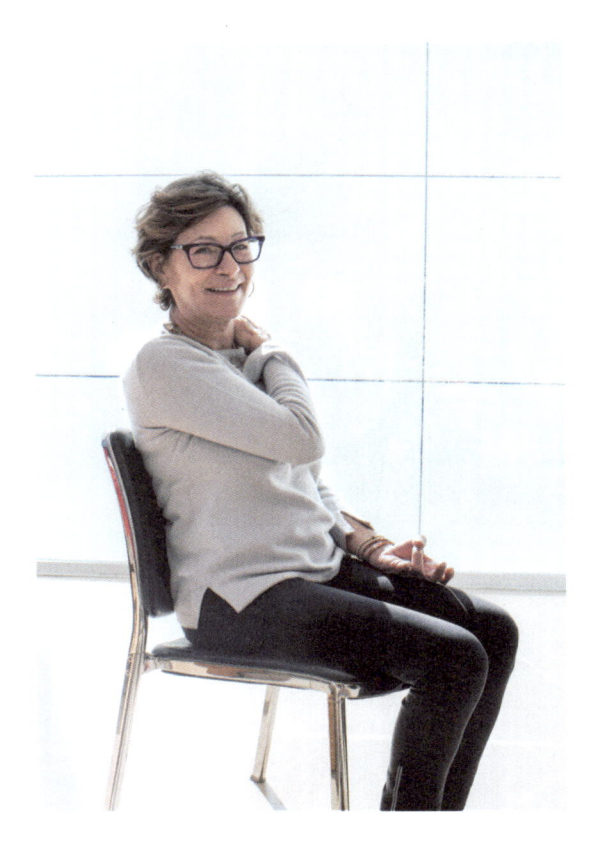

Coloque a mão direita na parte superior do ombro esquerdo (SELs 11 e 3) e o polegar esquerdo na unha do dedo anular esquerdo.

O QUE ESTE FLUXO AJUDA: os pontos no ombro permitem que a tensão muscular nessa região se libere enquanto a posição do dedo anular ajuda os pulmões e a respiração, abrindo quaisquer áreas congestionadas. Com frequência, a tensão muscular está ligada a problemas respiratórios.

Dores de Cabeça (Dedo Médio)

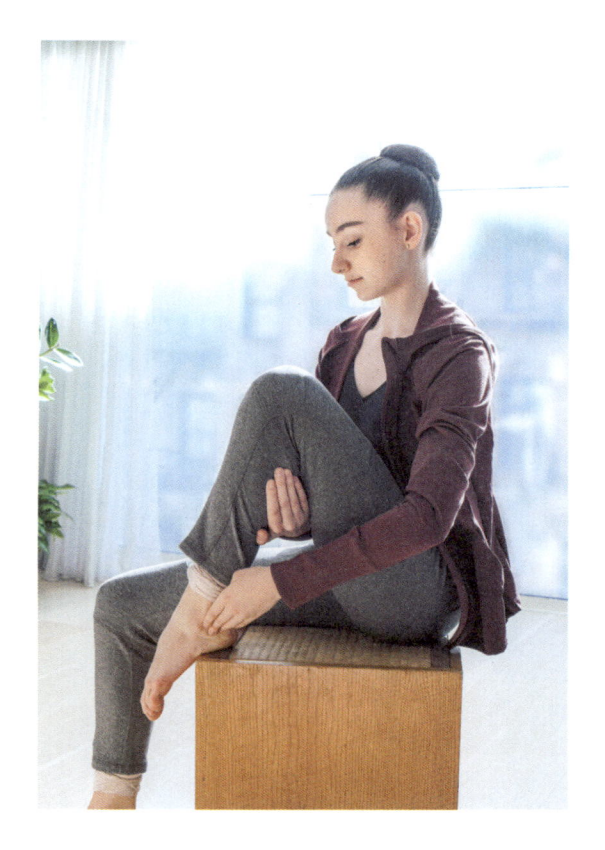

Coloque a mão direita na parte superior da panturrilha esquerda, abaixo da parte externa do joelho (SEL 8), e a mão esquerda na parte externa do tornozelo esquerdo, abaixo do osso do tarso (SEL 16).

O QUE ESTE FLUXO AJUDA: rapidinho para os Fluxos Bexiga e Vesícula Biliar nas páginas 88 e 97, o Fluxo da Dor de Cabeça leva a energia da cabeça aos dedos dos pés.

Endometriose (Dedo Indicador)*

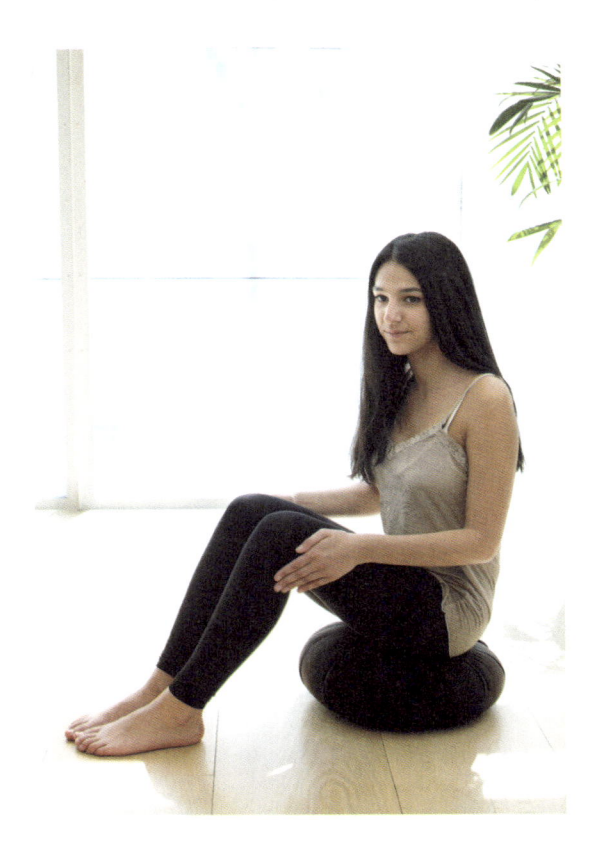

Coloque a mão direita no lado externo do joelho direito (SEL 8) e a mão esquerda no lado externo do joelho esquerdo (SEL 8).

O QUE ESTE FLUXO AJUDA: dissolvendo acúmulos e também auxiliando na eliminação e nas condições musculares, esta posição ajuda quaisquer projetos relacionados à região pélvica. Usado durante o parto, o toque pode até mesmo abrir a cavidade pélvica.

---

* Trata os dois lados do corpo.

Engasgar (Polegar)*

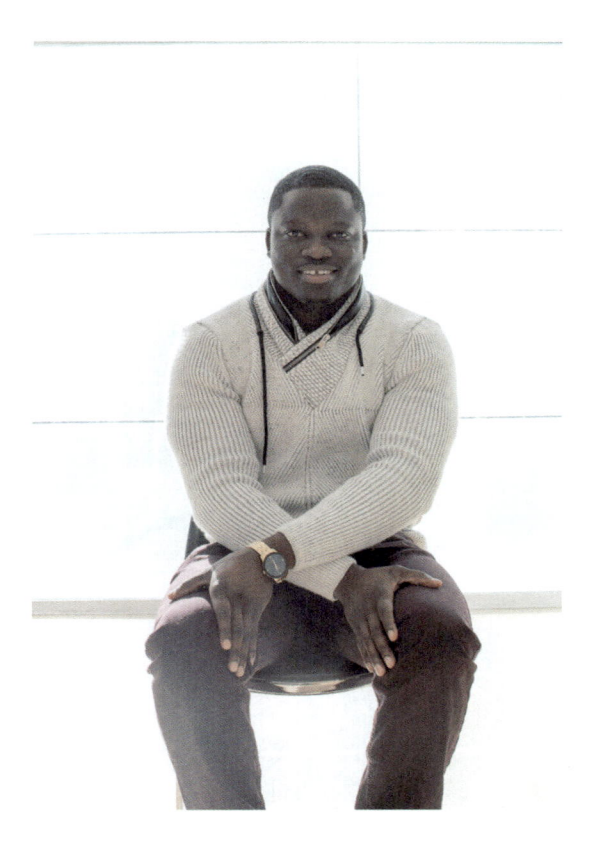

Coloque a mão direita na parte interna do joelho esquerdo (SEL 1) e a mão esquerda na parte interna do joelho direito (SEL 1).

O QUE ESTE FLUXO AJUDA: como complemento da Manobra de Heimlich, este toque de primeiros socorros abrirá a garganta e trará para cima o pedaço de alimento ou objeto que ficou preso, causando a obstrução. Ao usar este fluxo em uma situação de emergência, aplique com força, colocando muito mais pressão na SEL do que você normalmente faria ao praticar Jin Shin.

---

* Trata os dois lados do corpo.

Enjoo em Viagens (Parte de Trás do Pulso)*

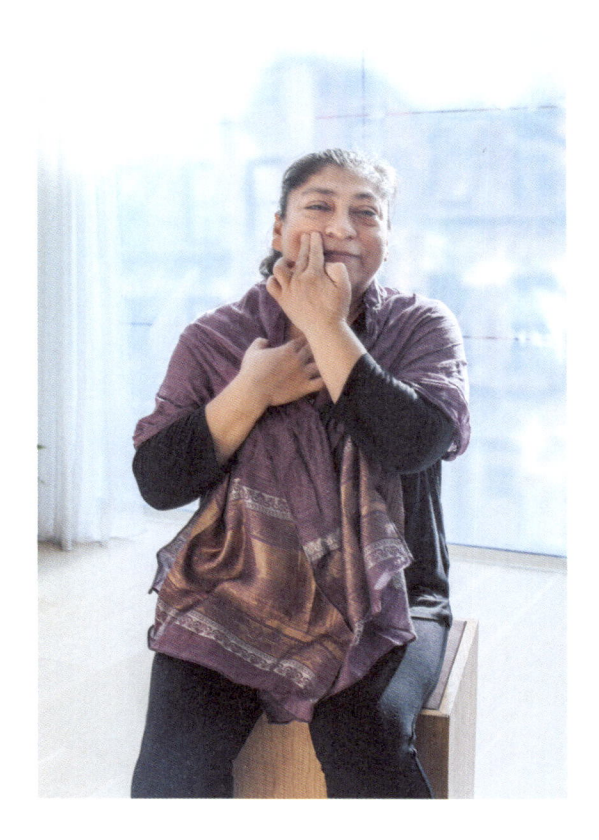

Coloque a mão direita abaixo da clavícula direita (SEL 22) e a mão esquerda no osso malar direito (SEL 21).

O QUE ESTE FLUXO AJUDA: enjoo e náusea correspondem à sensação de estagnação de energia na linha da cintura, incapaz de descer. Um rapidinho para o Fluxo Estômago – um fluxo descendente – esta posição ajuda a liberar a SEL 14 (localizada na parte final das costelas frontais), permitindo que a energia desça.

---

* Fluxo direito ilustrado.

Equilíbrio Hormonal (Dedo Anular)

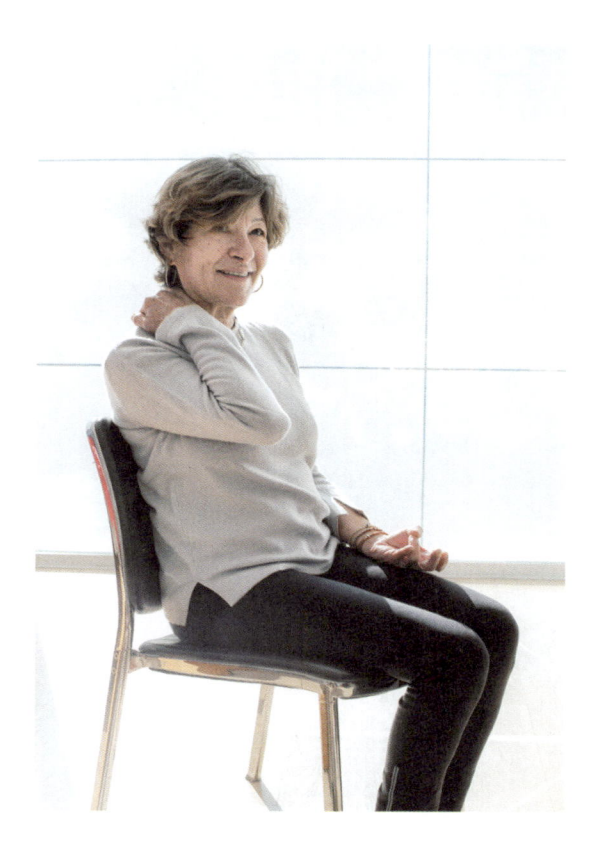

Coloque a mão direita sobre o ombro direito (SEL 11) e a palma do polegar esquerdo na unha do dedo anular esquerdo.

O QUE ESTE FLUXO AJUDA: este rapidinho ajuda a harmonizar qualquer desequilíbrio hormonal em homens e mulheres de todas as idades. Útil para problemas reprodutivos em homens e mulheres, bem como para projetos pré-, pós- e durante a menopausa em mulheres. Útil durante a gravidez e para autocuidado pós-natal, quando os hormônios circulam furiosamente pelo corpo.

Estresse (Polegar)

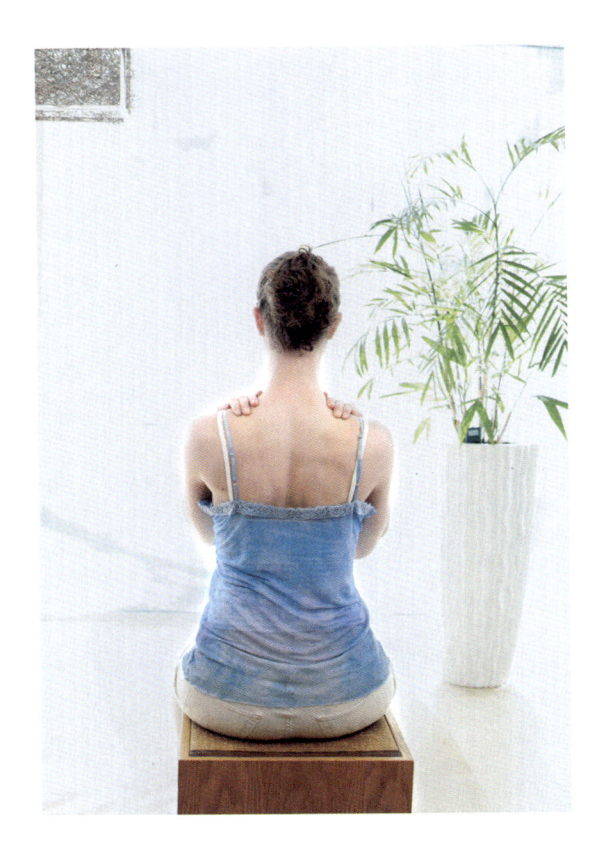

Coloque a mão direita sobre o ombro direito (SEL 11) e a mão esquerda sobre o ombro esquerdo (SEL 11).

O QUE ESTE FLUXO AJUDA: "As Onze" são as SELs onde tendemos a acumular todo o nosso estresse, seja ele relacionado ao trabalho, a relacionamentos ou causado pelo que chamamos de "fardos da vida." Também chamamos esses pontos de "ponto de encontro" e muitos de nós armazenamos ali um excesso de tensão muscular. Expire enquanto mantém o toque nas suas Onze, e solte.

Fadiga (Palma da Mão)

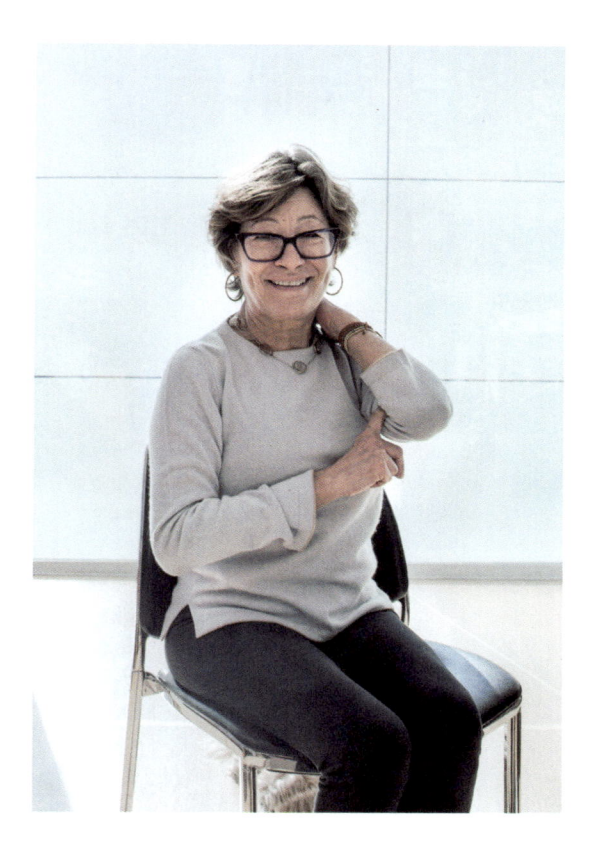

Coloque o dedo indicador direito na dobra do cotovelo esquerdo (SEL 19) e a mão esquerda sobre o ombro esquerdo (SELs 11 e 3).

O QUE ESTE FLUXO AJUDA: um rapidinho para o Fluxo Fadiga Geral, esta posição ajuda a acelerar a energia lenta, aquela sensação de "arrasto", com foco no sistema linfático. Quando o uso excessivo e o abuso do corpo aumentam a fadiga, você pode sentir isso como um entumecimento ou acúmulo nas dobras do cotovelo (SEL 19).

Febre e Gripe (Todos os Dedos)

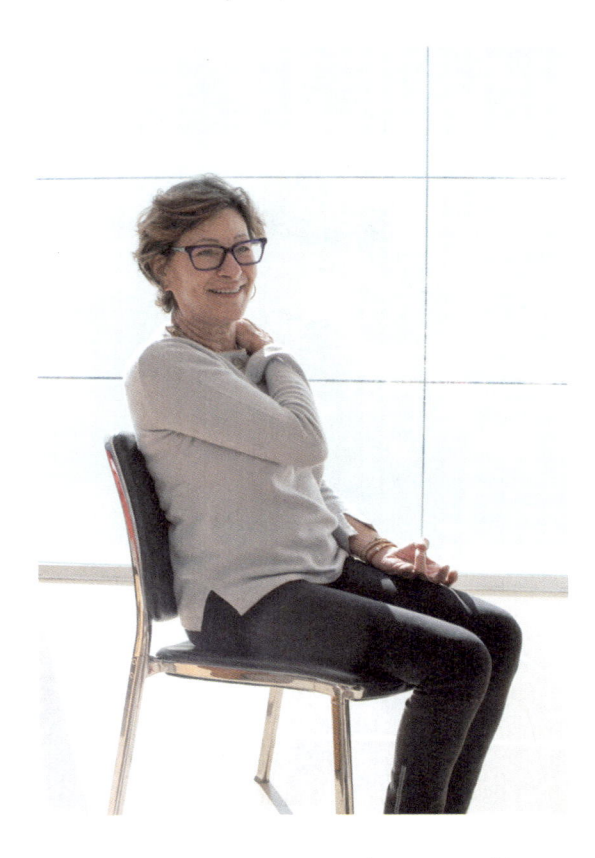

Coloque a mão direita na parte superior da escápula esquerda (SEL 3) e depois toque a unha de cada dedo da mão esquerda com a palma do polegar esquerdo, começando com o dedo mínimo.

O QUE ESTE FLUXO AJUDA: os pontos nas escápulas estimulam o sistema imunológico, enquanto os dedos se conectam aos fluxos de órgãos, ajudando o corpo inteiro.

Foco (Dedo Médio)

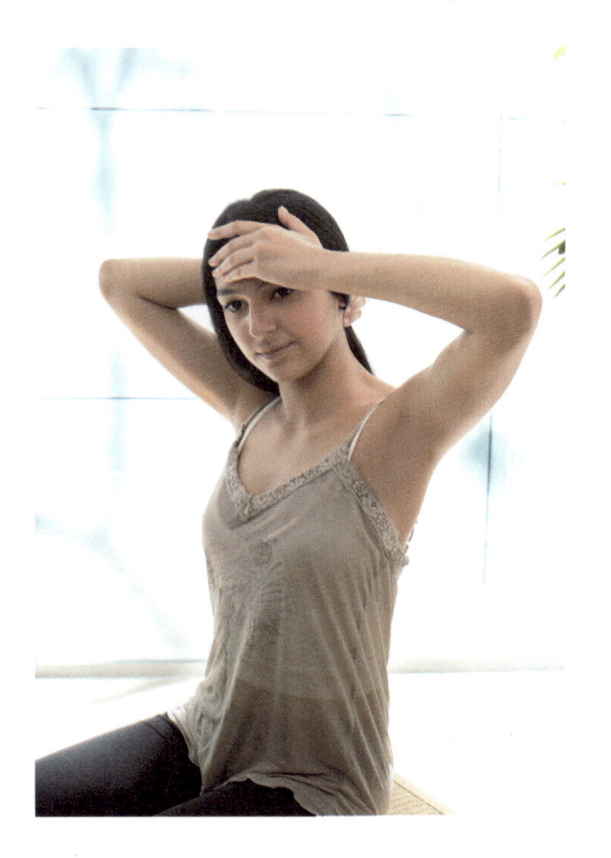

Coloque a mão direita na metade do pescoço do lado esquerdo (SEL 12) e a mão esquerda na testa do lado direito (SEL 20).

O QUE ESTE FLUXO AJUDA: este rapidinho limpará sua mente e ajudará a manter o foco. (Você já notou que quando se esquece de algo, você toca sua testa para ajudar a estimular sua memória? Esse é um uso instintivo da SEL 20. Parabéns!)

Gases (Dedo Indicador)

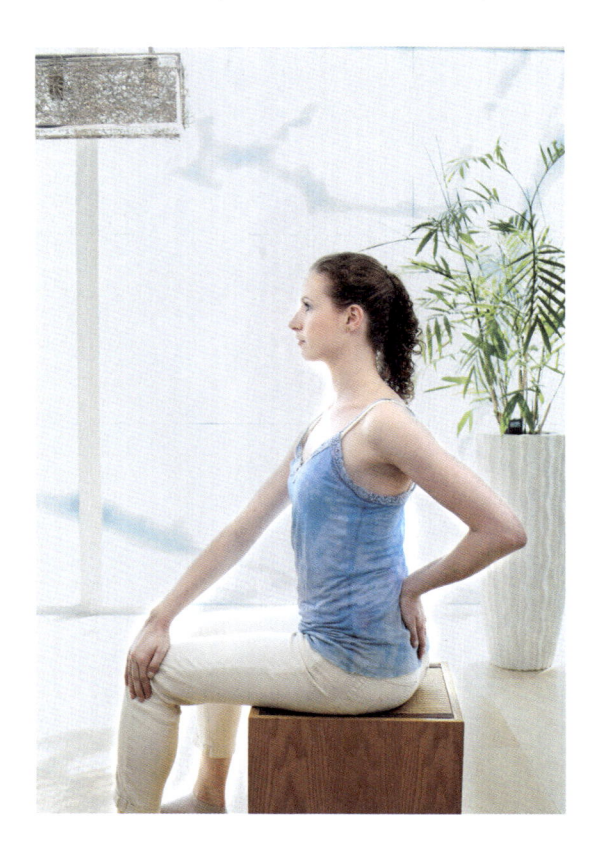

Coloque a mão direita na parte externa do joelho esquerdo (SEL 8) e a mão esquerda no lado direito do sacro.

O QUE ESTE FLUXO AJUDA: harmonizando as áreas pélvica e abdominal, esta posição ajudará a liberar o excesso de gases. Se o desconforto estiver concentrado em um lado, comece com o joelho oposto e mova a mão que está no sacro para o lado onde está o desconforto. Bebês com projetos digestivos tendem a responder bem a esta posição.

Hiperatividade (Dedo Mínimo)*

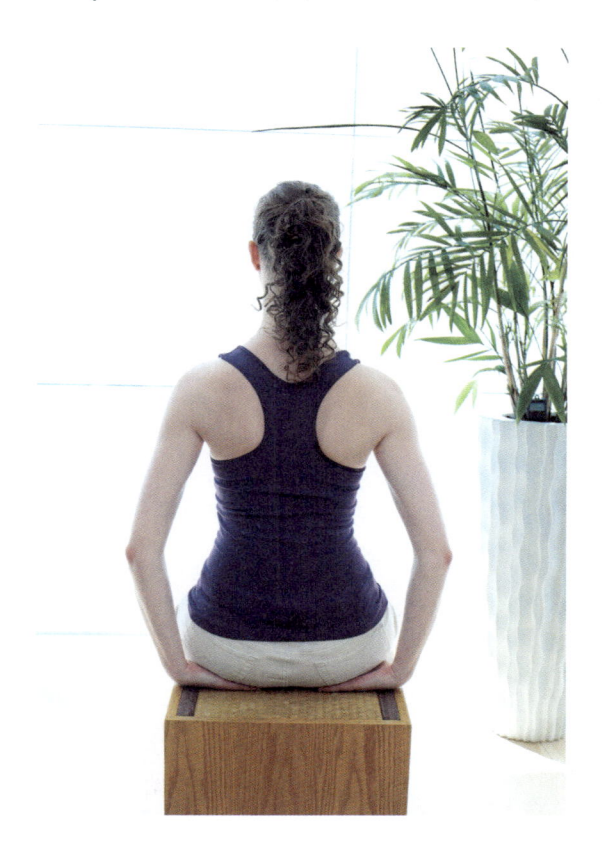

Coloque as mãos direita e esquerda sob os ísquios (SEL 25).

O QUE ESTE FLUXO AJUDA: como Mary Burmeister disse: "Sentar sobre suas mãos é como correr por dentro". As crianças se sentam naturalmente sobre as mãos para recarregar as baterias e formar um fio-terra, uma postura que pode ajudar a acalmar e regenerar todo o corpo.

---

* Trata os dois lados do corpo.

Icterícia (Dedo Médio)*

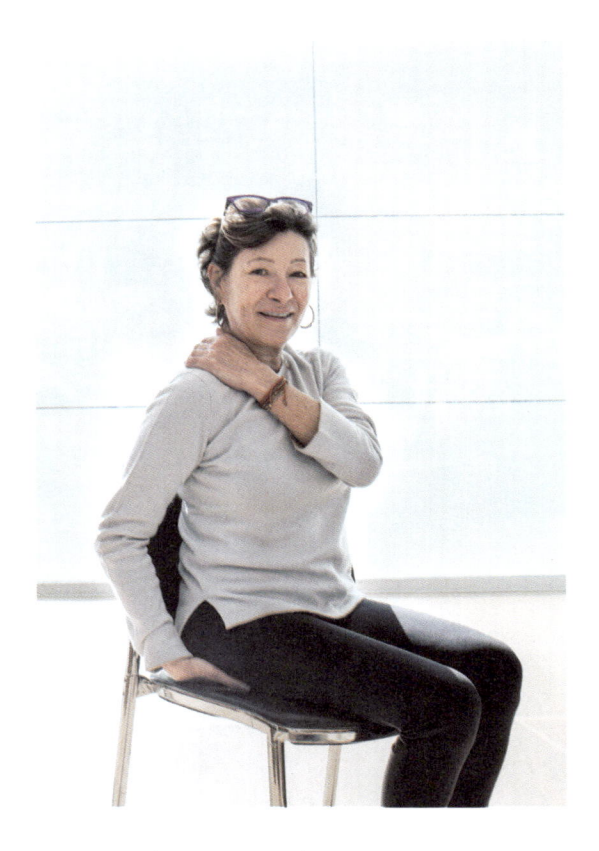

Coloque a mão direita sob o ísquio direito (SEL 25) e a mão esquerda na parte superior do ombro direito (SEL 11).

O QUE ESTE FLUXO AJUDA: útil para lidar com condições de icterícia (um tom amarelado na pele) relacionadas às necessidades energéticas da energia da função fígado. Realizado conforme a figura demonstra para o lado direito (onde fica o órgão fígado), este rapidinho nos ajuda a expirar, revitalizando a energia que desce pela frente do corpo à medida que harmoniza a energia fígado. Não há problema em inverter as posições deste rapidinho, embora ele seja mais eficaz do lado direito.

---

* Fluxo direito ilustrado.

Indigestão (Polegar)

Consulte Azia e Indigestão, página 143.

Infecção da Bexiga (Dedo Indicador)*

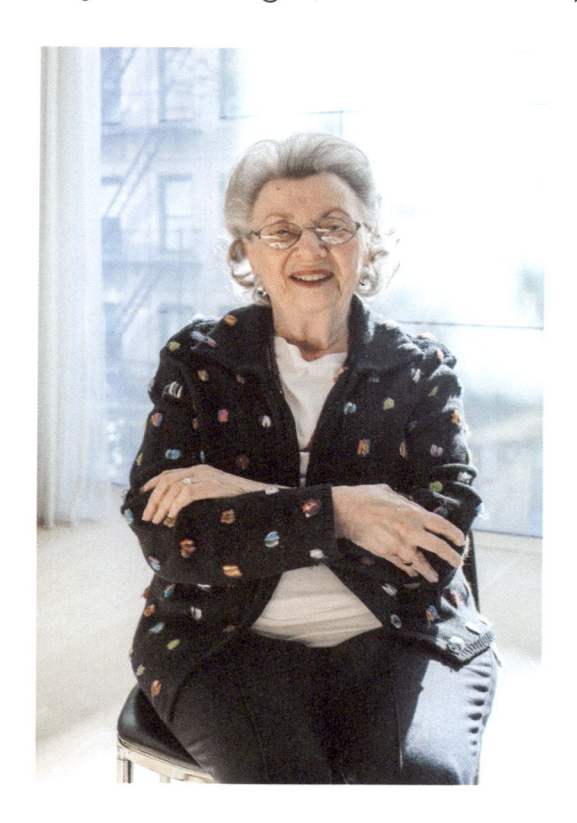

Coloque a mão direita no cotovelo esquerdo (SEL 19) e a mão esquerda no cotovelo direito (SEL 19).

O QUE ESTE FLUXO AJUDA: como a SEL 9, que faz parte do Fluxo Bexiga, é difícil de alcançar, entre as escápulas, a autoaplicação para a SEL 9, tocando os cotovelos, ajuda a eliminar infecções da bexiga.

---

* Trata os dois lados do corpo.

Insônia (Polegar)*

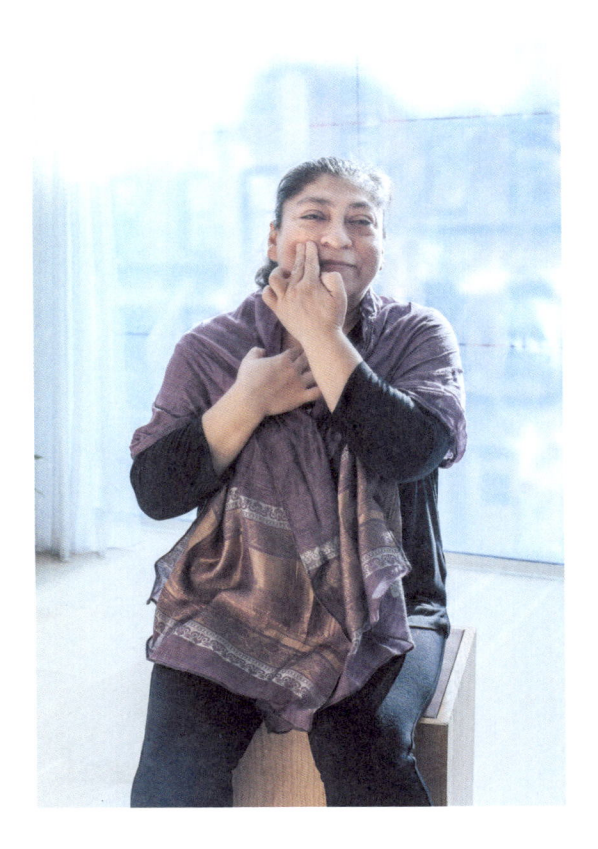

Coloque a mão direita abaixo da clavícula direita (SEL 22) e a mão esquerda abaixo do osso malar do lado direito (SEL 21).

O QUE ESTE FLUXO AJUDA: o primeiro passo do Fluxo Estômago, este rapidinho ajuda a relaxar a mente e a acalmar o sistema nervoso para um sono tranquilo.

---

* Fluxo direito ilustrado.

Irritabilidade (Dedo Médio)*

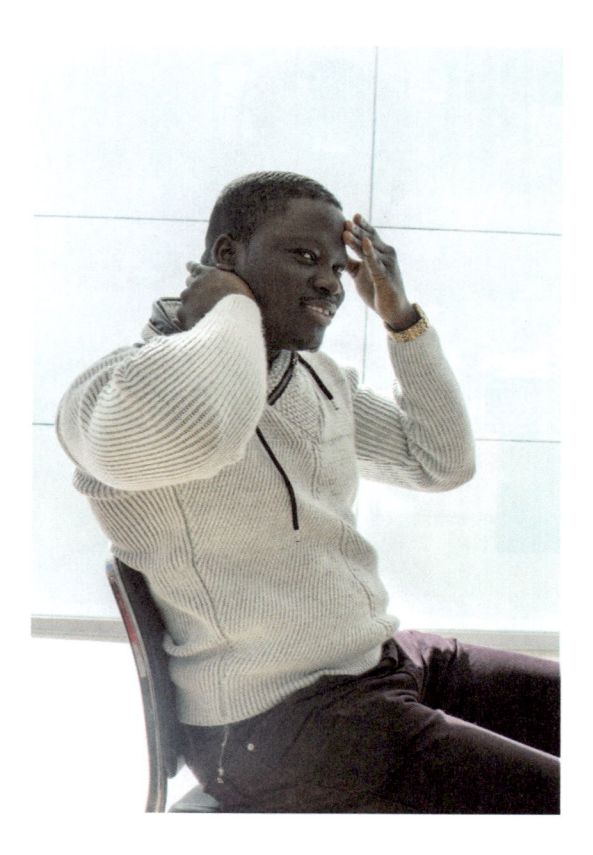

Coloque a mão direita do lado direito do pescoço (SEL 12) e a mão esquerda do lado esquerdo da testa (SEL 20). [Qualquer parte da palma da mão ou dos dedos que tocarem a posição farão efeito, não é necessário tocar com todos os dedos.]

O QUE ESTE FLUXO AJUDA: o primeiro passo do Fluxo Vesícula Biliar, ele traz paz de espírito à medida que harmoniza a raiva e a frustração.

---

* Fluxo direito ilustrado.

Jet Lag (Todos os Dedos e a Palma da Mão)

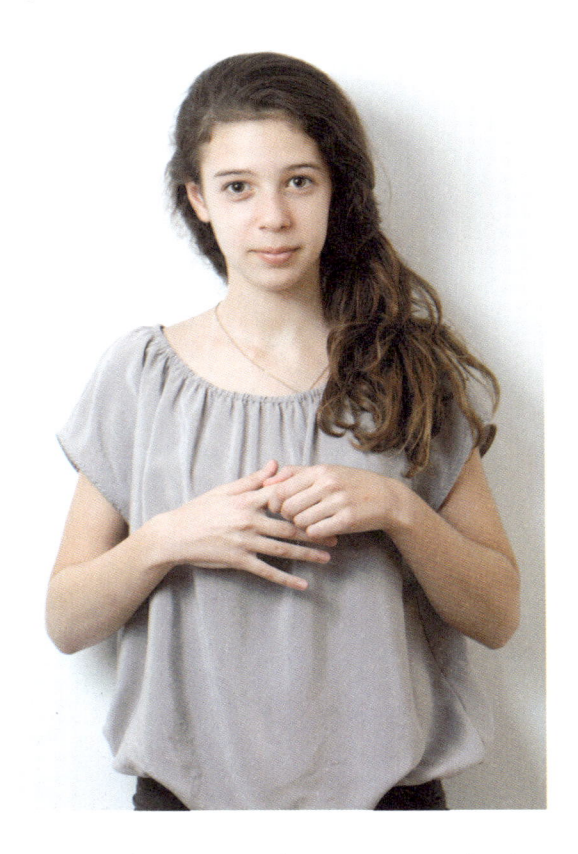

Segure cada dedo individualmente durante cerca de dois minutos ou até que você sinta uma pulsação regular e harmoniosa nos dedos.

O QUE ESTE FLUXO AJUDA: harmoniza o corpo com o ritmo circadiano enquanto você energiza cada função de órgão. Ajuda a prevenir o *jet lag* para aplicação durante longas viagens de avião – segure os dedos ao decolar, dobre as mãos enquanto dorme e repita antes do pouso.

Luto (Dedo Anular)

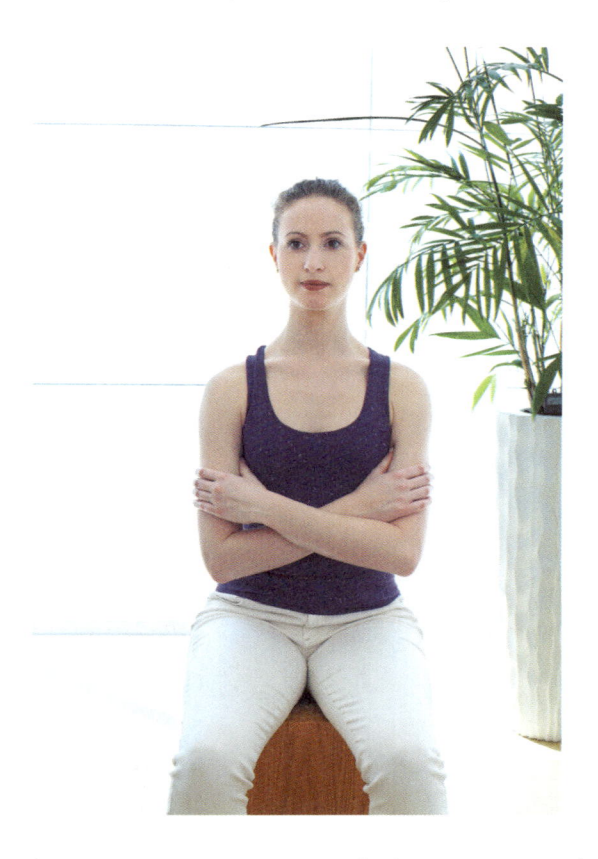

Coloque a mão direita na parte superior do braço esquerdo (SEL 19 Alto) e a mão esquerda na parte superior do braço direito (SEL 19 Alto).

O QUE ESTE FLUXO AJUDA: limpa a linha do peito, ajudando a abrir a energia coração e pulmão e a passar por sentimentos de luto.

Medo (Dedo Indicador)

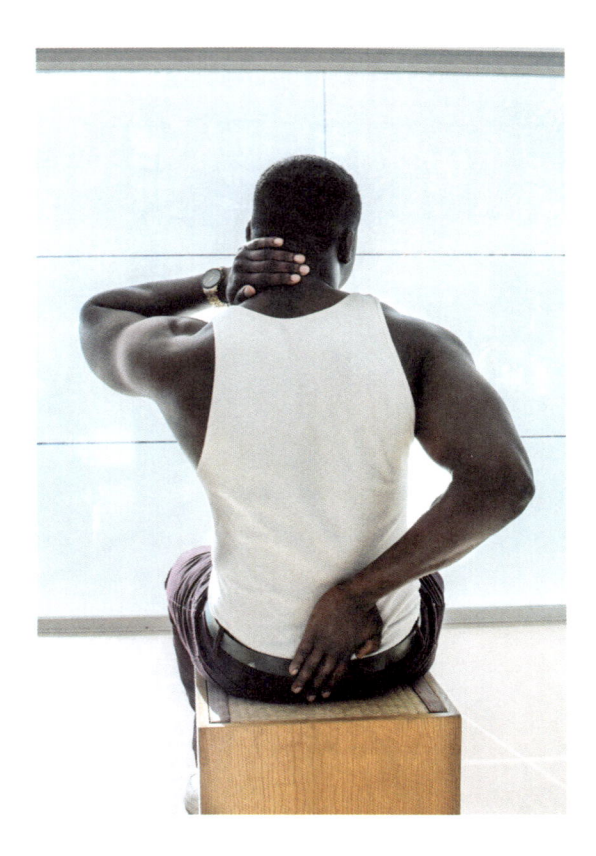

Coloque a mão direita no cóccix e a mão esquerda no meio do pescoço (SEL 12).

O QUE ESTE FLUXO AJUDA: a posição do primeiro passo do Fluxo Bexiga ajuda a harmonizar a ansiedade e o medo, que o Jin Shin considera as principais causas de desequilíbrio no corpo.

Menopausa (Dedo Indicador)

Consulte Equilíbrio Hormonal, página 169.

Náusea (Parte de Trás do Pulso)

Consulte Enjoo em Viagens, página 168.

Olhos (Dedo Médio)*

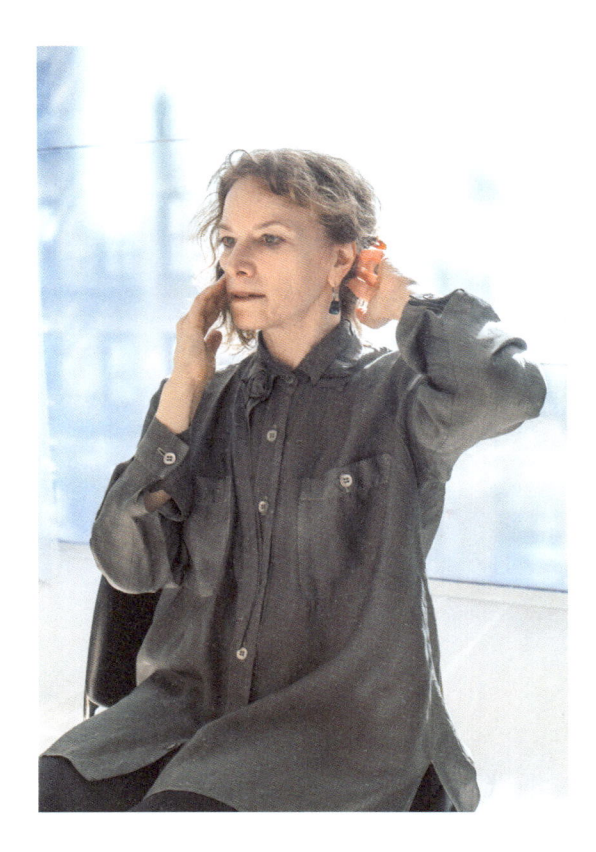

Coloque a mão direita no osso malar direito (SEL 21) e a mão esquerda na base do crânio do lado esquerdo (SEL 4).

O QUE ESTE FLUXO AJUDA: o ponto situado na base da cabeça permite que a energia suba para a cabeça, enquanto o ponto no osso malar move a energia que desce pela frente do corpo, limpando a cabeça. O fluxo corresponde ao caminho do nervo óptico, que cruza a partir do lado posterior da cabeça através do quiasma até o globo ocular oposto.

---

* Fluxo direito ilustrado.

Ossos (Dedo Mínimo)

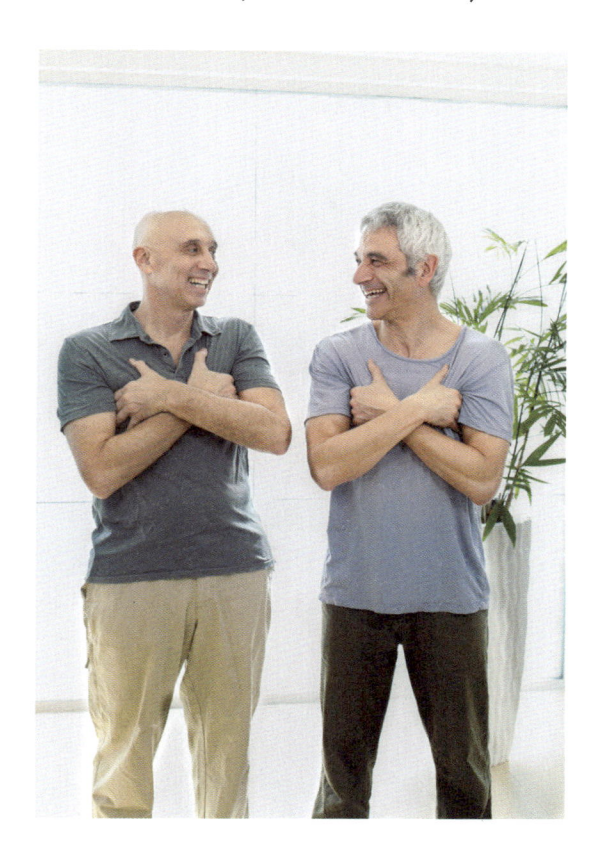

Como se você estivesse se abraçando, coloque a mão direita sob a axila esquerda de modo que as pontas dos dedos fiquem na parte inferior externa da escápula esquerda (SEL 26), apoiando o polegar direito na parte abaixo da clavícula esquerda (SEL 22). Espelhe essas posições para o lado esquerdo, colocando a ponta dos dedos da mão esquerda na parte inferior externa da escápula direita (SEL 26), e o polegar esquerdo na parte abaixo da clavícula direita (SEL 22).

O QUE ESTE FLUXO AJUDA: a posição na extremidade da escápula ajuda a fortalecer o sistema esquelético e os ossos, enquanto a área da clavícula ajuda a tireoide, que é responsável pela absorção de cálcio.

Osteoporose (Dedo Mínimo)

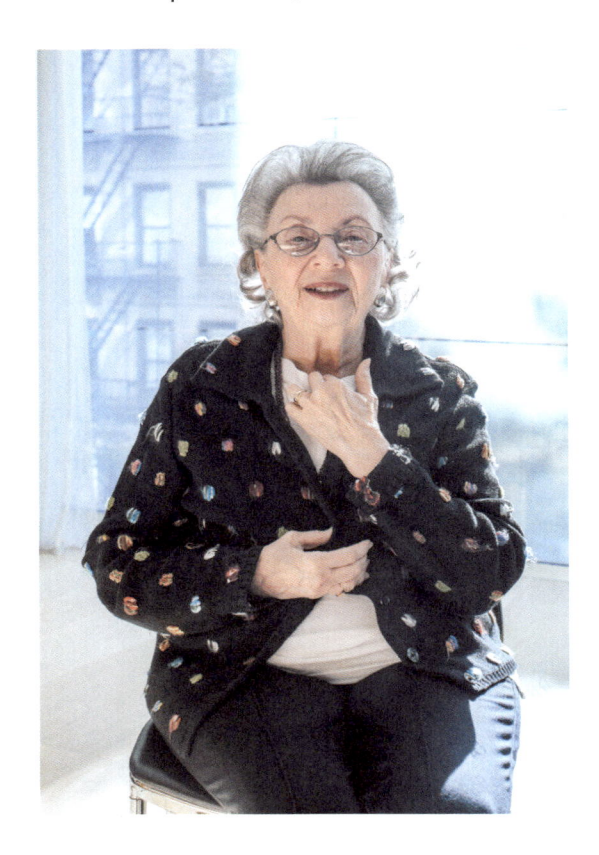

Coloque as pontas dos dedos da mão esquerda sobre o "V" do pescoço, onde as clavículas se ligam ao esterno.

O QUE ESTE FLUXO AJUDA: liberar congestão nesta área permite que o corpo absorva cálcio. Verifique os lados direito e esquerdo do V do pescoço para sentir se há inchaço e/ou sensibilidade na área da congestão.

Palpitações (Dedo Mínimo)

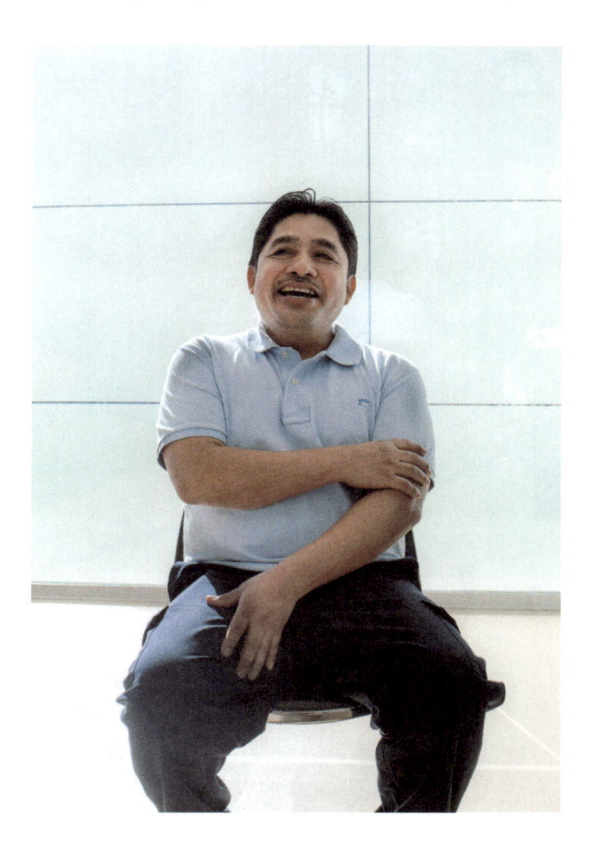

Coloque a mão direita na parte superior do braço esquerdo (SEL 19 Alto) e a mão esquerda na parte superior da coxa direita (SEL 1 Alto).

O QUE ESTE FLUXO AJUDA: a posição na parte superior do braço esquerdo ajuda o coração, e a posição na parte superior da coxa direita abre uma rota de fuga para a energia, ajudando energia estagnada a sair do peito. Quando a palpitação for aguda, segure o dedo mínimo com força. Nota: não há problema em inverter este fluxo, embora o lado demonstrado aqui seja mais eficaz.

Parkinson (Dedo Médio)

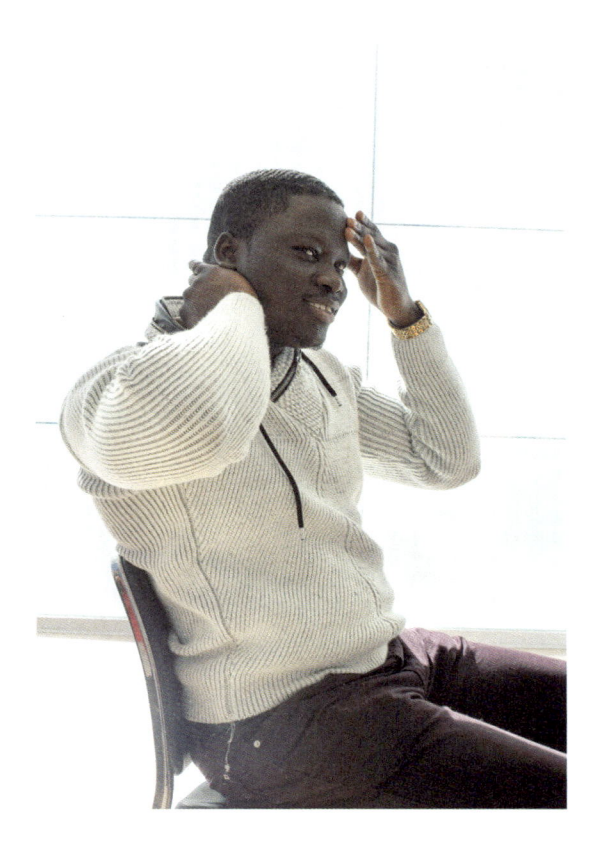

Coloque a mão direita do lado direito do pescoço (SEL 12) e a mão esquerda do lado esquerdo da testa (SEL 20). [Qualquer parte da palma da mão ou dos dedos que tocarem a posição farão efeito, não é necessário tocar com todos os dedos.]

O QUE ESTE FLUXO AJUDA: primeiro passo do Fluxo Vesícula Biliar, ele é útil para qualquer condição de tremor na cabeça e no corpo, inclusive Parkinson. Você pode encontrar inchaço ou tensão um pouco mais ao lado do pescoço; siga a congestão.

Peito (Dedo Indicador)

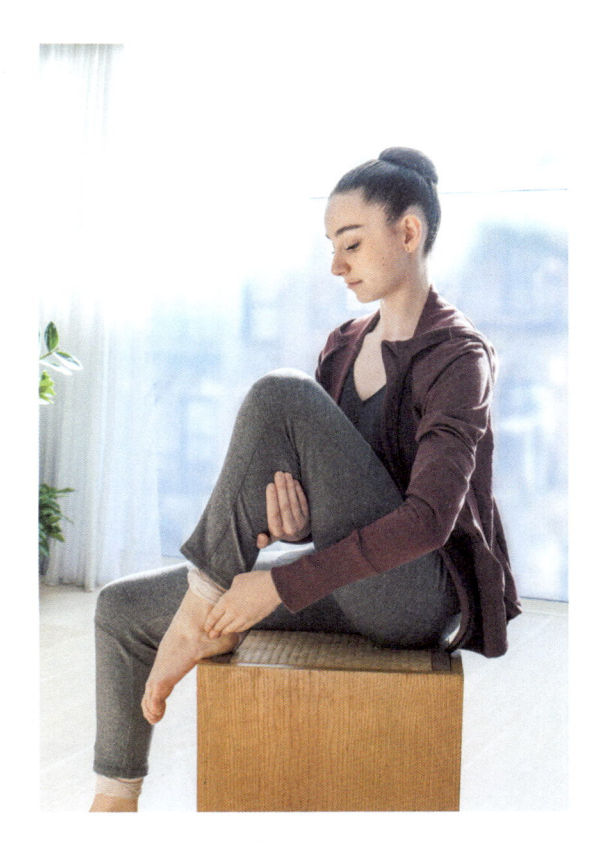

Coloque a mão direita na parte superior externa da panturrilha esquerda, abaixo do joelho (SEL 8), e a mão esquerda na parte externa do tornozelo esquerdo, abaixo do osso do tarso (SEL 16).

O QUE ESTE FLUXO AJUDA: este pequeno fluxo especial ajuda a abrir o peito, permitindo que a energia estagnada desça, facilitando a respiração profunda, ao mesmo tempo que ajuda em projetos como asma, tosse crônica e bronquite.

Pele (Polegar)

Consulte Queimaduras, página 132.

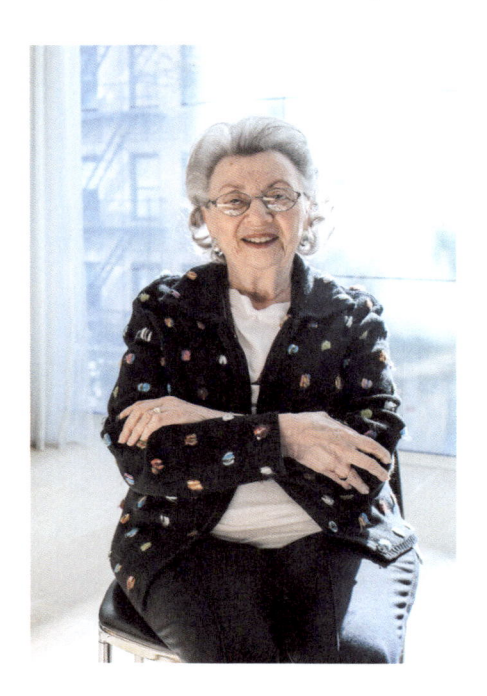

Pés (Dedo Médio)*

Coloque a mão direita sobre o cotovelo esquerdo (SEL 19) e a mão esquerda sobre o cotovelo direito (SEL 19).

O QUE ESTE FLUXO AJUDA: "As Nove", localizadas em um ponto de difícil acesso na parte inferior da escápula, são as facilitadoras de qualquer projeto relacionado aos pés – joanetes, calos, esporão, pés caídos, (incapacidade de extender o tornozelo), lesões nos pés e pés cansados e doloridos. Se você conseguir alcançar as suas "Nove", sinta-se livre para fazê-lo. Caso contrário, aplique a posição oferecida por este rapidinho.

---

* Trata os dois lados do corpo.

Pressão Sanguínea (Dedo Indicador)

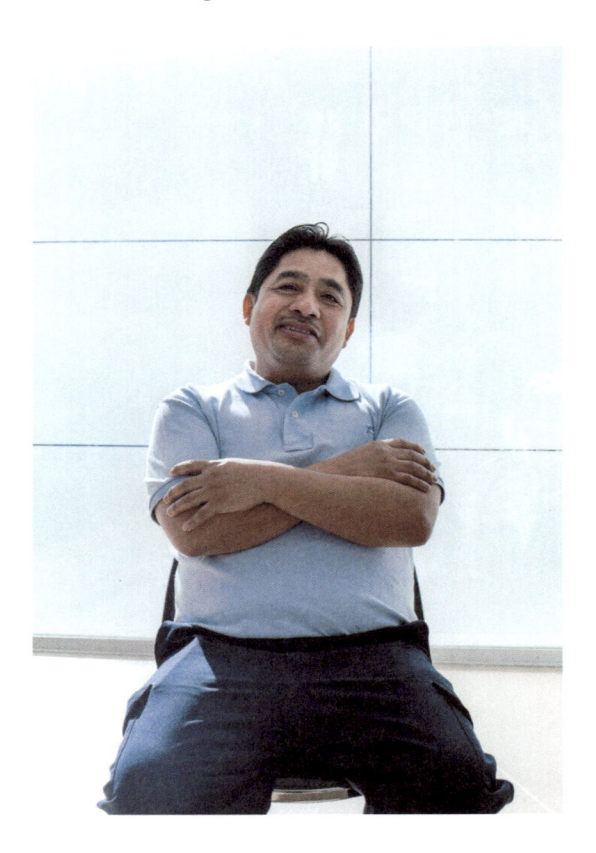

Coloque a mão direita na parte superior do braço esquerdo (SEL 19 Alto) e a mão esquerda na parte superior do braço direito (SEL 19 Alto).

O QUE ESTE FLUXO AJUDA: este rapidinho harmoniza a energia da função coração e abre a linha do peito, equilibrando a velocidade e a intensidade da circulação sanguínea.

Projetos Autoimunes (Palma da Mão)

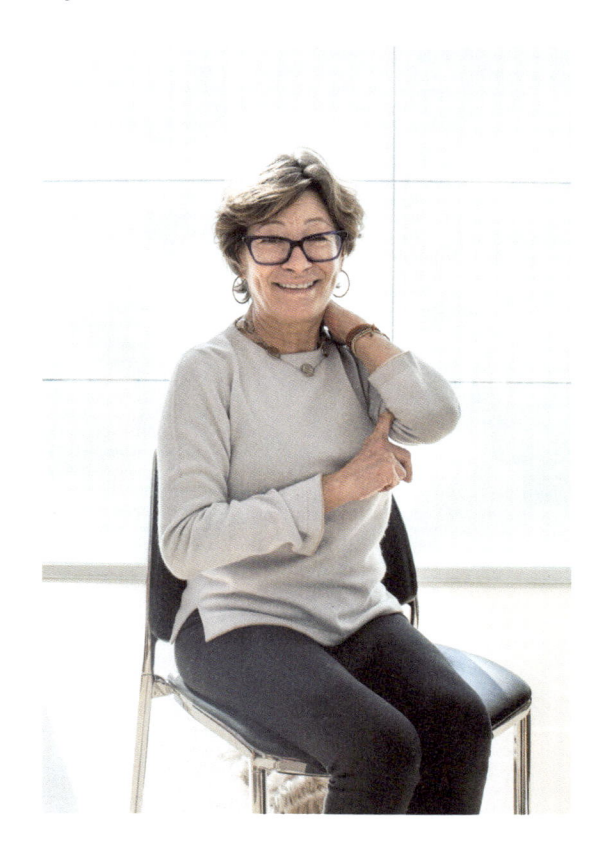

Coloque o dedo indicador direito na dobra do cotovelo esquerdo (SEL 19) e a mão esquerda na parte superior do ombro esquerdo (SELs 11 e 3).

O QUE ESTE FLUXO AJUDA: um rapidinho para o Fluxo Fadiga Geral, ele ajuda em condições como doença de Lyme, lúpus, esclerose múltipla e artrite reumatoide ao equilibrar o sistema linfático.

Psoríase (Dedo Indicador)

Consulte Coceira, página 148.

Queimaduras (Polegar)*

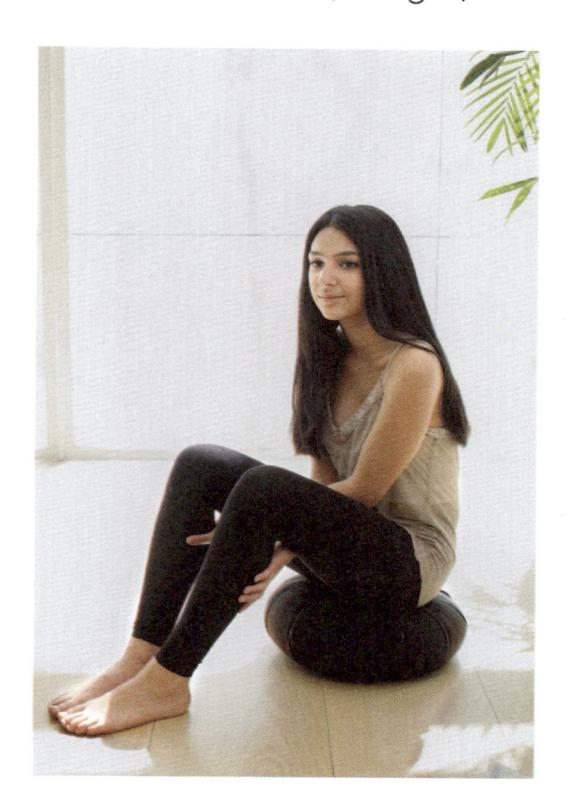

Coloque a palma da mão direita na panturrilha esquerda e a palma da mão esquerda na panturrilha direita com os dedos apontando para baixo.

O QUE ESTE FLUXO AJUDA: repara traumas de queimaduras e é útil como um recurso de primeiros socorros para queimaduras leves e pacientes em recuperação de tratamento médico por queimaduras mais graves.

---

* Fluxo direito ilustrado.

Raiva (Dedo Médio)

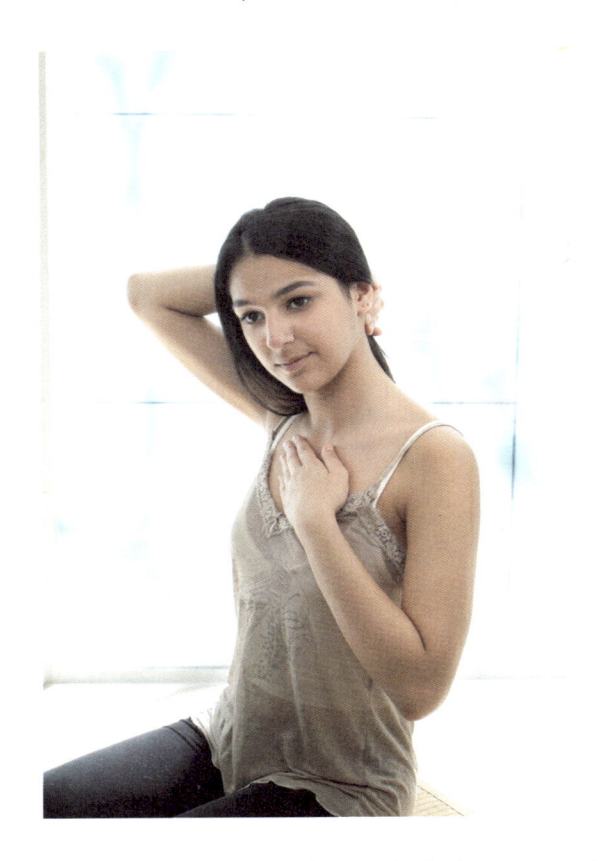

Coloque a mão direita na base da cabeça do lado esquerdo (SEL 4) e a mão esquerda abaixo da clavícula direita (SEL 22).

O QUE ESTE FLUXO AJUDA: este rapidinho, o primeiro passo do Fluxo Fígado, permite que a raiva se dissolva. Segurar o dedo médio – o mesmo dedo que muitos de nós tendem a levantar quando estamos com raiva – enquanto se respira também é excelente para mitigar o mau humor.

Resfriados (Todos os Dedos)

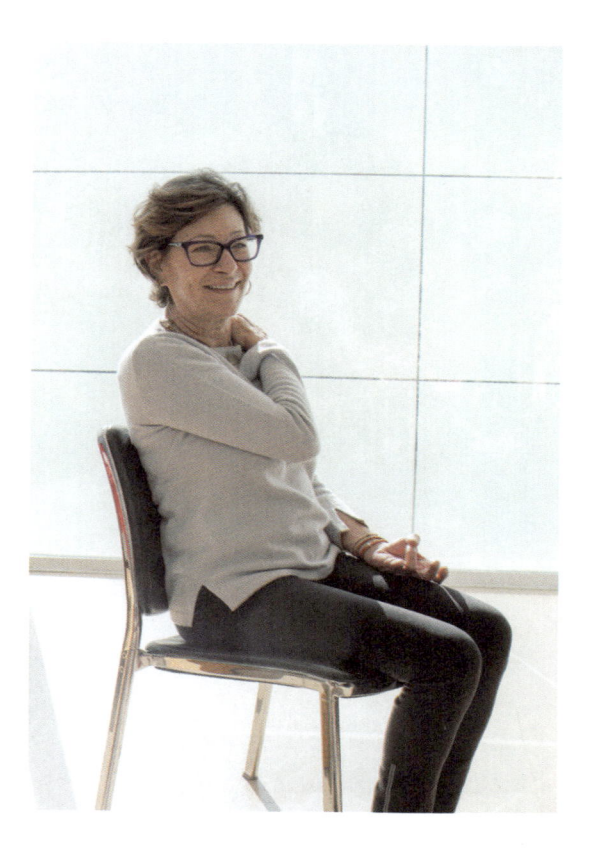

Coloque a mão direita na parte superior da escápula esquerda (SEL 3) e então coloque a palma do polegar esquerdo sobre a unha de cada dedo da mão esquerda, começando com o dedo mínimo.

O QUE ESTE FLUXO AJUDA: a chave do sistema imunológico, o ponto na parte superior da escápula, reforça a capacidade do seu corpo para combater doenças como o resfriado comum, e se recuperar delas, enquanto o ato de aplicar um toque sobre cada um dos dedos intensifica as atividades de todas as funções dos órgãos. Aplique no lado da SEL que você sinta estar mais tenso (mais congestionado).

Respiração (Dedo Anular)*

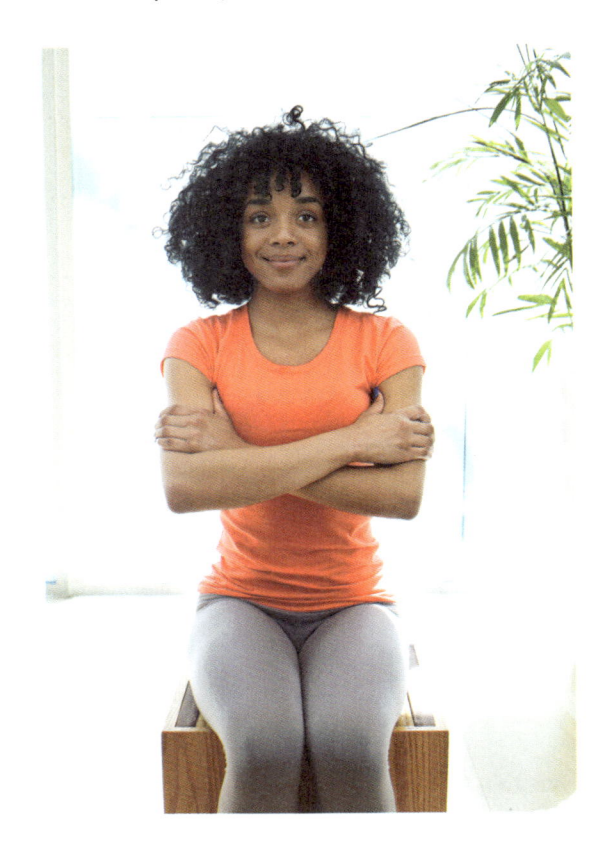

Coloque a mão direita na parte superior do braço esquerdo (SEL 19 Alto) e a mão esquerda na parte superior do braço direito (SEL 19 Alto).

O QUE ESTE FLUXO AJUDA: este rapidinho abre a linha do peito e ajuda os pulmões, permitindo uma respiração mais fácil e profunda, ao mesmo tempo que alivia qualquer congestão no peito.

---

* Trata os dois lados do corpo.

Sangramentos Nasais (Dedo Indicador)

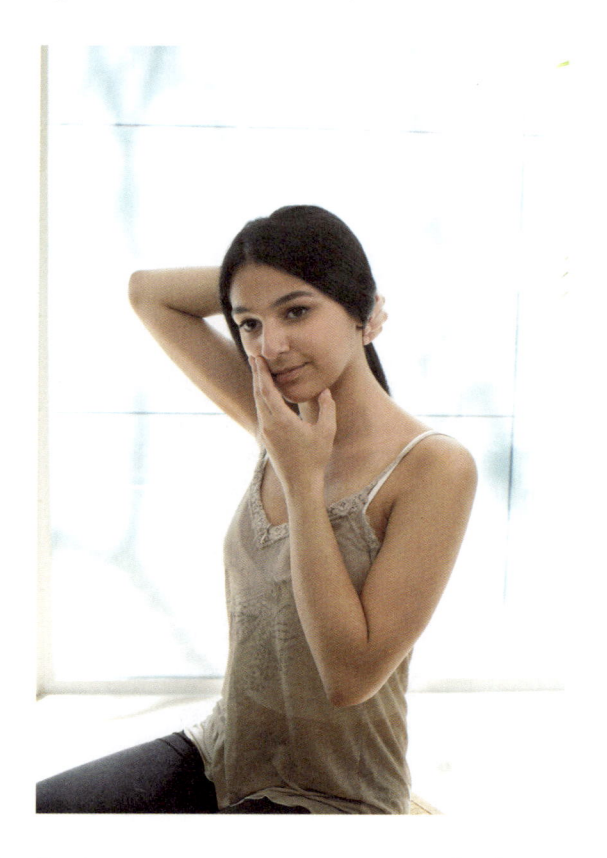

Coloque a mão direita na parte superior esquerda do pescoço, perto da coluna (SELs 4 e 12), e a mão esquerda no osso malar do lado direito (SEL 21).

O QUE ESTE FLUXO AJUDA: a energia rim, acessada por meio das SELs 4 e 12, pode ser uma causa de sangramentos nasais se o sangue se estagnar nos músculos ao longo da coluna vertebral.

Seios (Dedo Indicador)

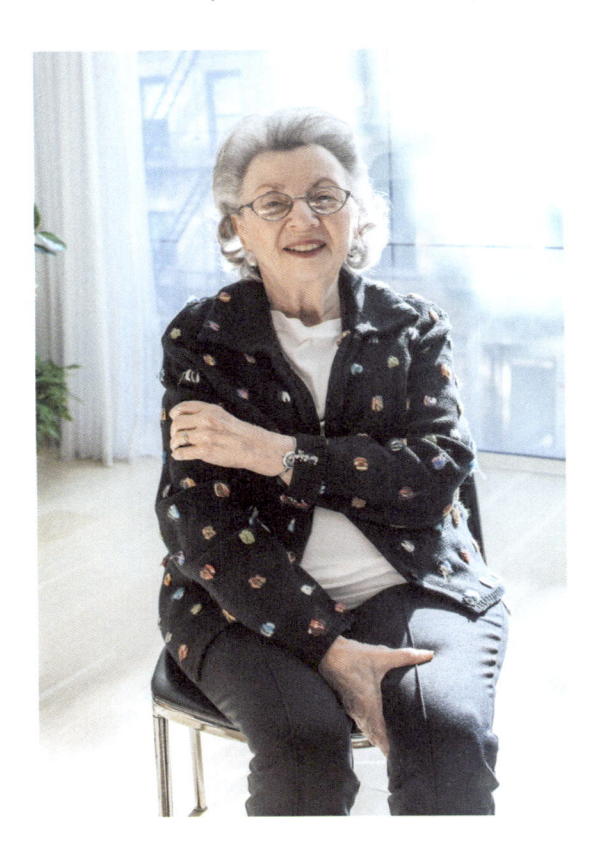

Coloque a mão direita na parte interna da coxa esquerda (SEL 1 Alto) e a mão esquerda na parte superior do braço direito (SEL 19 Alto).

O QUE ESTE FLUXO AJUDA: qualquer acúmulo nos seios. De acordo com Mary Burmeister, aplicar esse fluxo três vezes por dia durante vinte minutos e ao longo de um período de três semanas limpará qualquer projeto dos seios. Aplique na parte superior do braço do mesmo lado do projeto, com a SEL na coxa oposta ao lado que precisa de ajuda.

Seios da Face (Dedo Indicador)**

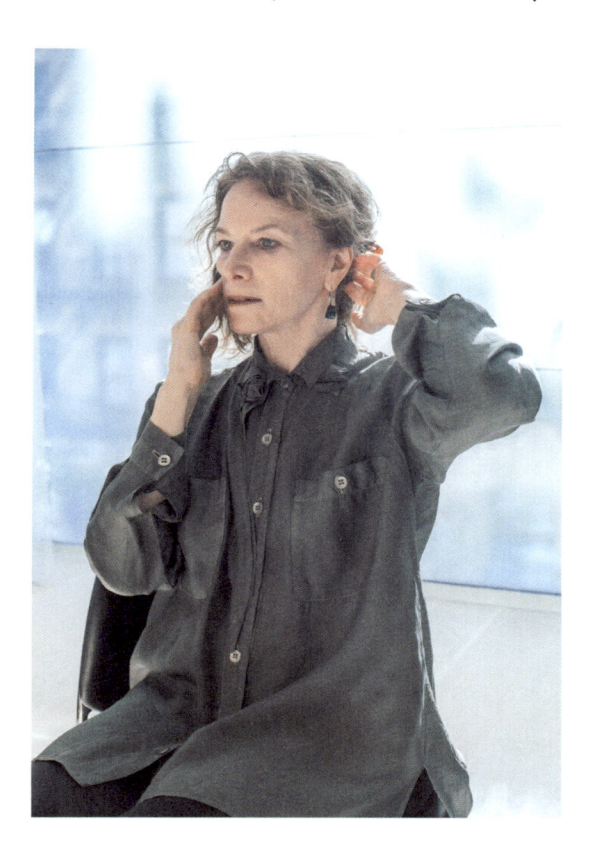

Coloque a mão direita no osso malar do lado direito perto do nariz (SEL 21) e a mão esquerda na parte de trás do pescoço do lado esquerdo (SELs 4 e 12).

O QUE ESTE FLUXO AJUDA: este rapidinho ajuda a abrir os seios da face e a limpar as vias nasais para que possamos respirar livremente. Fique mais perto da linha média da SEL 21 para abrir os seios da face.

---

* Fluxo direito ilustrado.

Sistema Imunológico (Polegar)

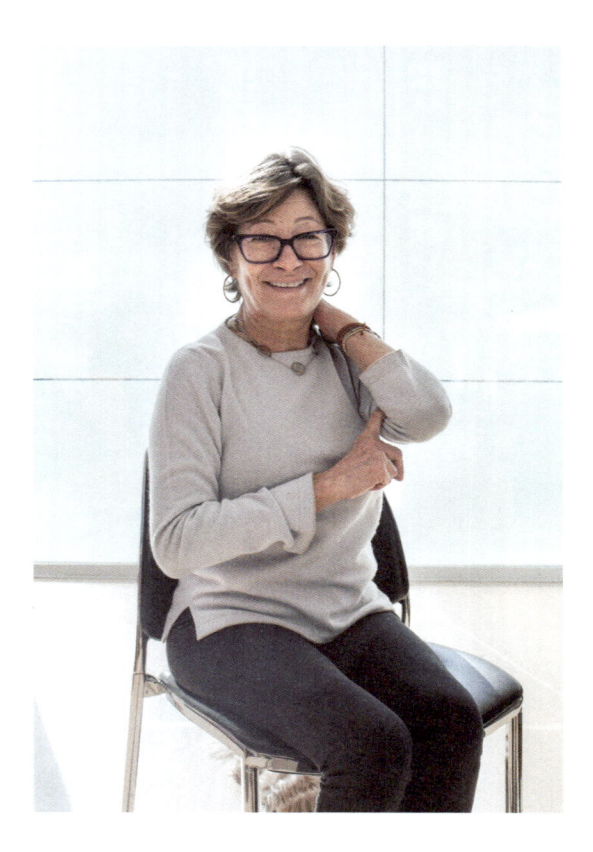

Coloque o dedo indicador direito na dobra do cotovelo esquerdo (SEL 19) e a mão esquerda sobre o ombro esquerdo (SELs 11 e 3).

O QUE ESTE FLUXO AJUDA: este rapidinho para o Fluxo Fadiga Geral é uma posição que inclui a SEL 3, a chave para o sistema imunológico. Útil para quaisquer condições imunológica que se enquadrem no rótulo médico de "síndrome da fadiga crônica", incluindo viroses que produzem sintomas de extremo cansaço. Estimular o movimento do sistema linfático, glândulas inchadas, é uma ótima opção para momentos em que não há diagnóstico claro e você sabe que alguma coisa está acontecendo em seu corpo.

Soluços (Palma da Mão)*

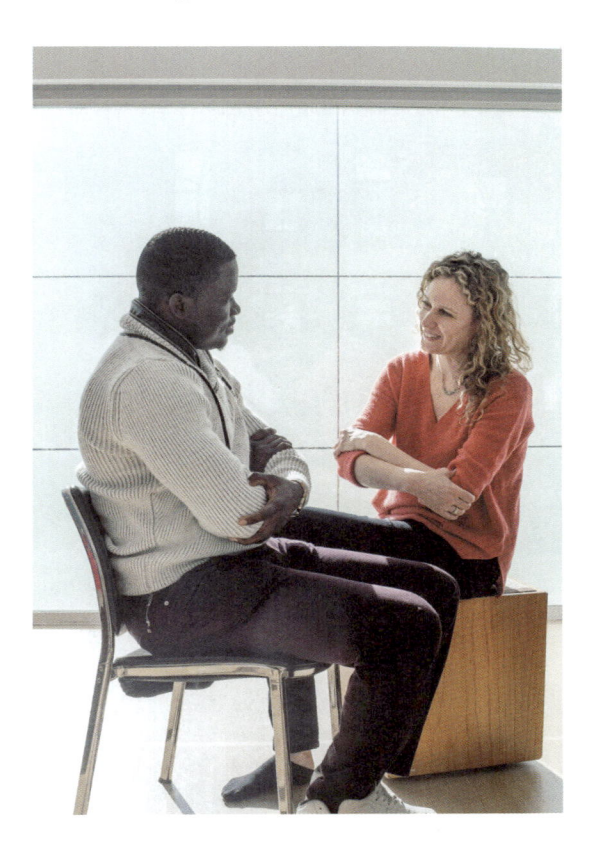

Coloque a mão direita sobre o cotovelo esquerdo (SEL 19) e a mão esquerda sobre o cotovelo direito (SEL 19).

O QUE ESTE FLUXO AJUDA: limpa a linha da cintura e relaxa o músculo do diafragma, cujo espasmo é a causa dos soluços. Também é útil para crianças com soluços!

---

* Trata os dois lados do corpo.

Tensão na Mandíbula (Dedo Indicador)*

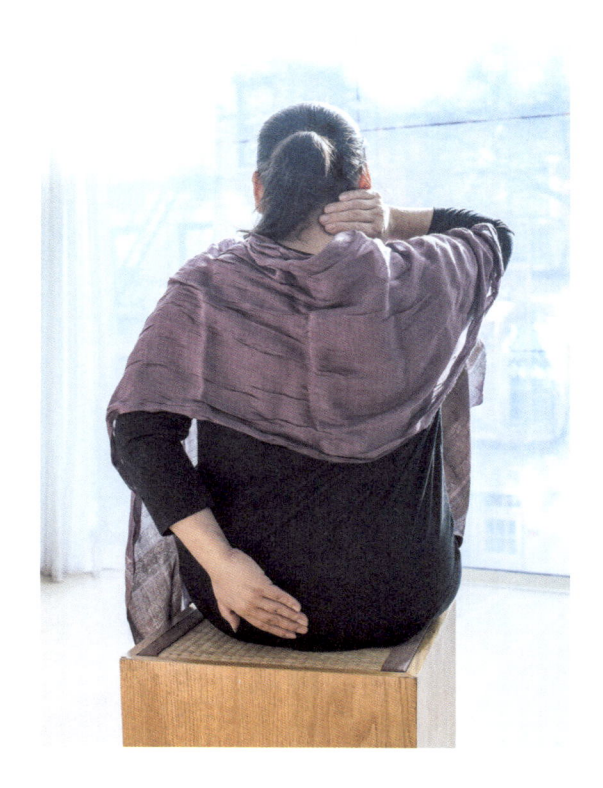

Coloque a mão direita no meio do pescoço do lado direito (SEL 12) e a mão esquerda no cóccix.

O QUE ESTE FLUXO AJUDA: alivia o ato de tricar os dentes, que causa tensão na mandíbula e pode ocorrer durante o sono, ao se conectar com o Fluxo Bexiga conforme ele circula pelo pescoço.

---

* Fluxo direito ilustrado.

Tireoide (Dedo Médio)*

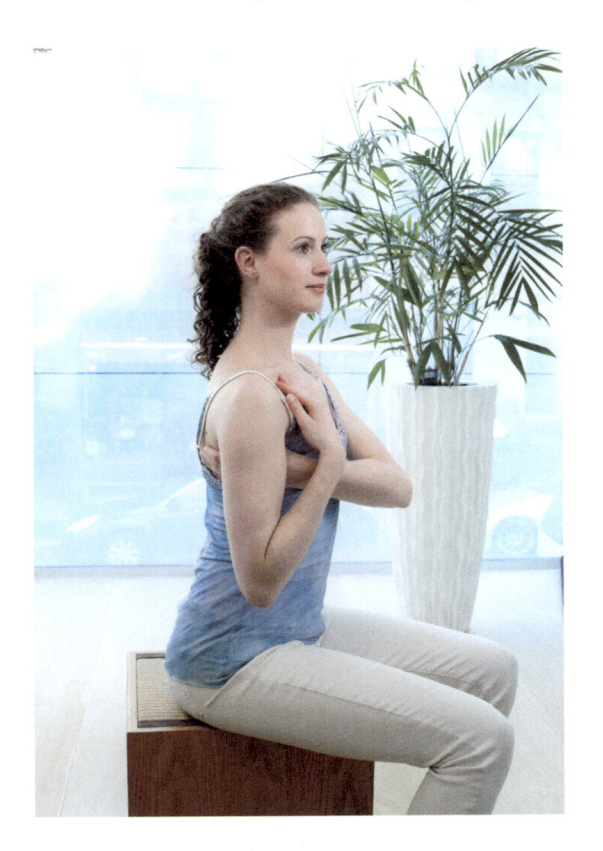

Coloque a mão direita abaixo da clavícula direita (SEL 22) e a mão esquerda na parte externa da escápula direita (SEL 26).

O QUE ESTE FLUXO AJUDA: essa posição abre a área do peito enquanto intensifica a função tireoide. Inverta para dar igual atenção aos dois lados ou verifique se há congestão no local onde o pescoço encontra o ombro e aplique o toque sobre o lado em que você nota inchaço.

---

* Fluxo direito ilustrado.

Tontura (Palma da Mão)

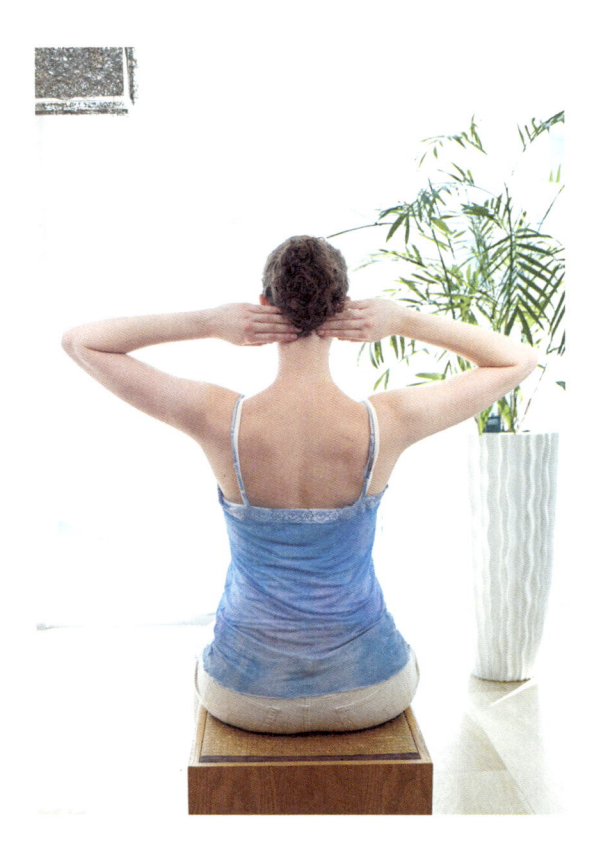

Coloque a mão direita na base da cabeça do lado direito (SEL 4) e a mão esquerda na base da cabeça do lado esquerdo (SEL 4).

O QUE ESTE FLUXO AJUDA: o nome ou "significado universal" da quarta Área de Segurança da Energia é "A Janela", um ponto considerado a ponte entre a consciência e a inconsciência, ou os domínios espiritual e físico. O lado esquerdo da área ajuda a cabeça, enquanto o direito cuida do corpo.

Tosse (Dedo Indicador)*

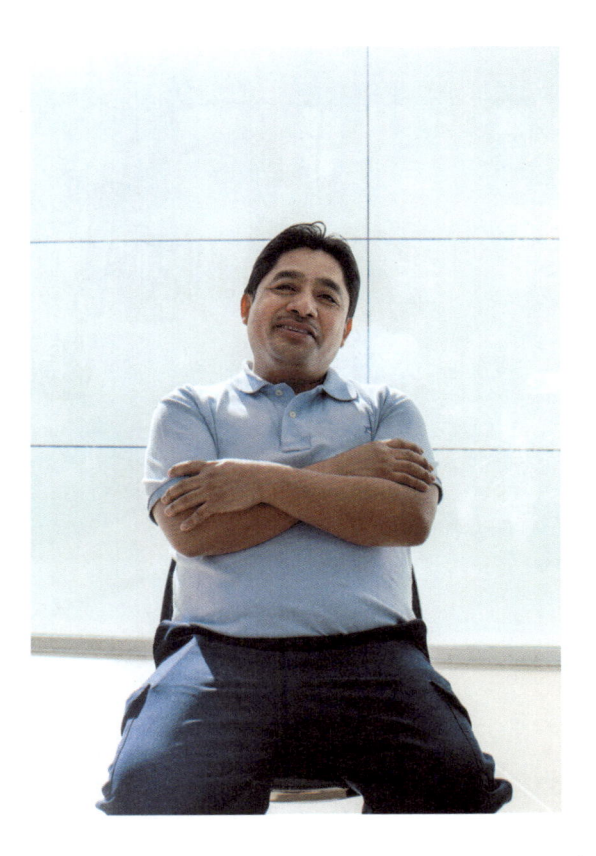

Coloque a mão direita na parte superior do braço esquerdo (SEL 19 Alto) e a mão esquerda na parte superior do braço direito (SEL 19 Alto).

O QUE ESTE FLUXO AJUDA: segurar a parte superior dos braços estabelece uma conexão com o caminho da função pulmão, ajudando a limpar os pulmões e soltando o excesso de muco para que ele possa ser expelido pela tosse. Você pode colocar os dedos das mão na parte de trás dos braços, com o polegar tocando a parte interna, a fim de cobrir terreno energético adicional.

---

* Trata os dois lados do corpo.

Transtorno Alimentar: Anorexia (Dedo Indicador)*

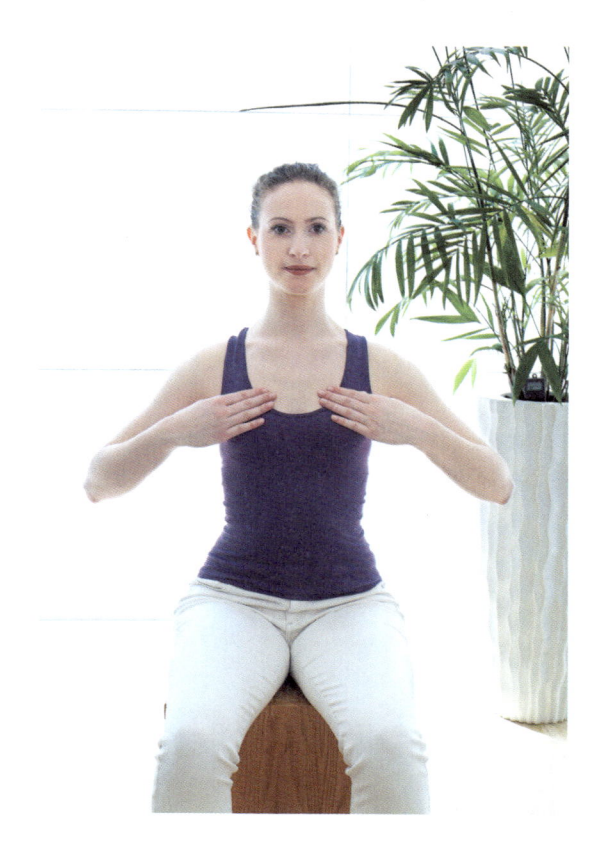

Coloque a mão direita no meio do peito do lado direito (SEL 13) e a mão esquerda no meio do peito do lado esquerdo (SEL 13).

O QUE ESTE FLUXO AJUDA: como a anorexia produz uma falsa sensação de controle, ela é usada com frequência como uma forma de supressão emocional. Uma área de importância-chave para o equilíbrio emocional, esta área na linha do tórax ajuda a promover o livre fluxo de sentimentos ao mesmo tempo que equilibra o apetite.

---

* Trata os dois lados do corpo.

Transtorno Alimentar: Bulimia (Polegar)*

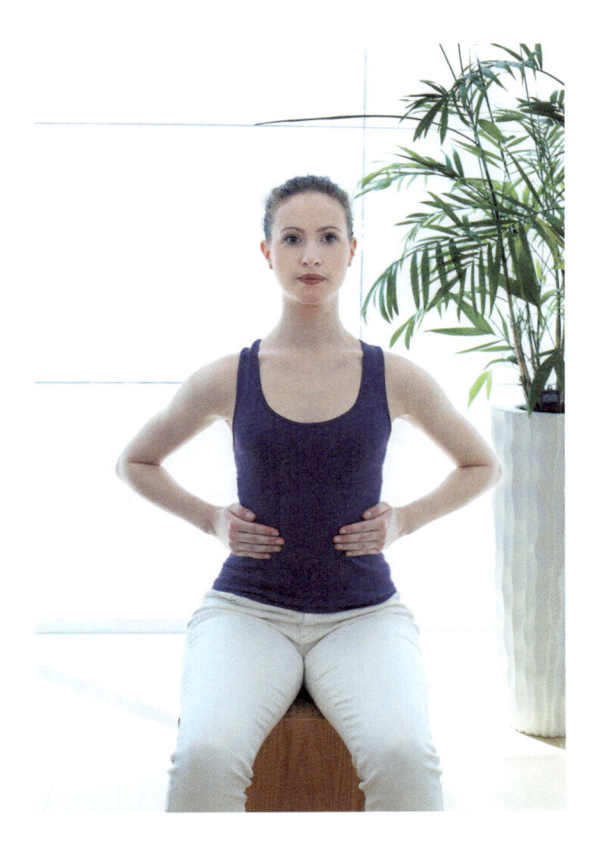

Coloque a mão direita na parte inferior da base direita da caixa torácica (SEL 14) e a mão esquerda na parte inferior da base esquerda da caixa torácica (SEL 14).

O QUE ESTE FLUXO AJUDA: ele ajuda a equilibrar a linha da cintura, responsável por nosso sistema digestório e por ganhar "controle na nossa vida", uma função relacionada a projetos da linha da cintura. Ao harmonizar essas áreas, podemos liberar a falsa sensação de controle proporcionada por hábitos destrutivos como a bulimia.

---

* Trata os dois lados do corpo.

Trauma Emocional (Dedo Indicador)*

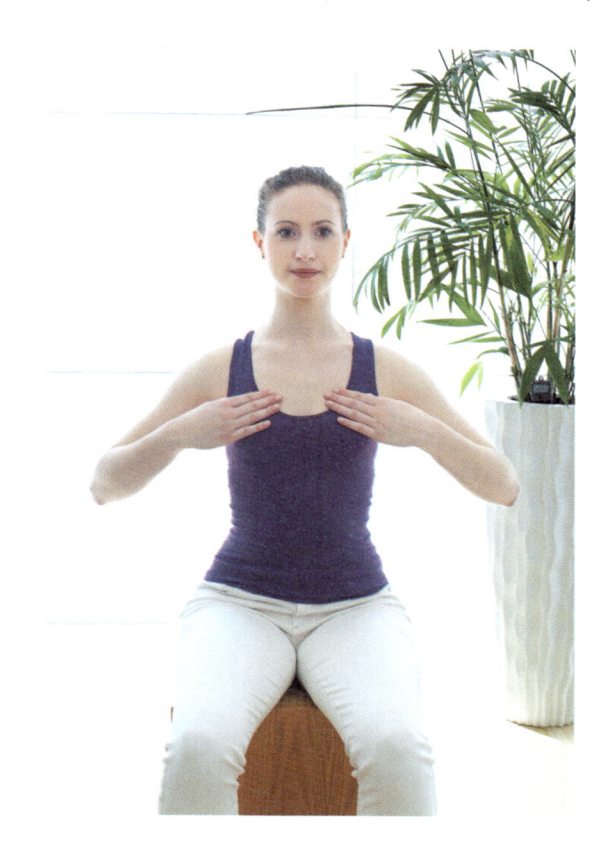

Coloque a mão direita no meio do peito do lado direito (SEL 13) e a mão esquerda no meio do peito do lado esquerdo (SEL 13).

O QUE ESTE FLUXO AJUDA: promovendo o equilíbrio e a harmonia emocionais enquanto nutre nossa conexão com o espírito, estes pontos ajudam a expiração a se movimentar até os dedos dos pés, permitindo que liberemos emoções estagnadas.

---

* Trata os dois lados do corpo.

Tristeza (Dedo Anular)*

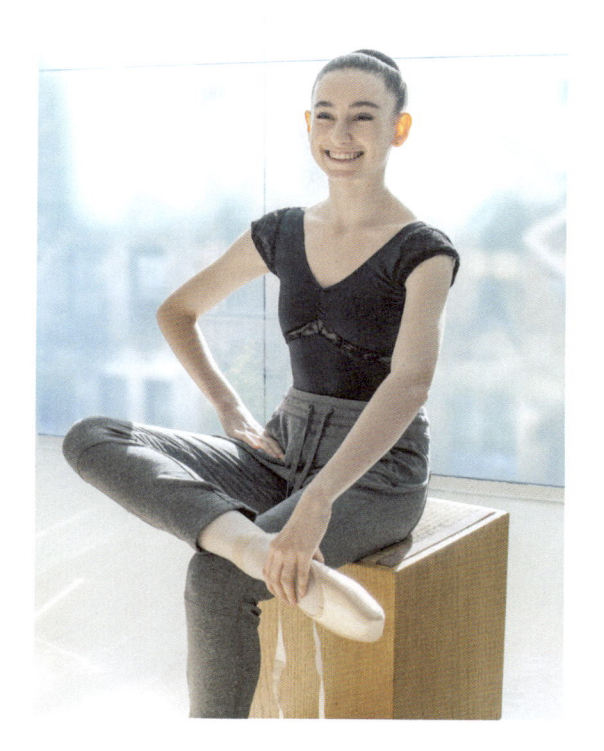

Coloque a mão direita na parte superior da coxa direita, na região da virilha (SEL 15), e o polegar esquerdo na sola do pé direito (SEL 6).

O QUE ESTE FLUXO AJUDA: mantenha estas posições para trazer riso, alegria e equilíbrio para a sua vida.

---

* Fluxo direito ilustrado.

Urinar na Cama (Dedo Indicador)*

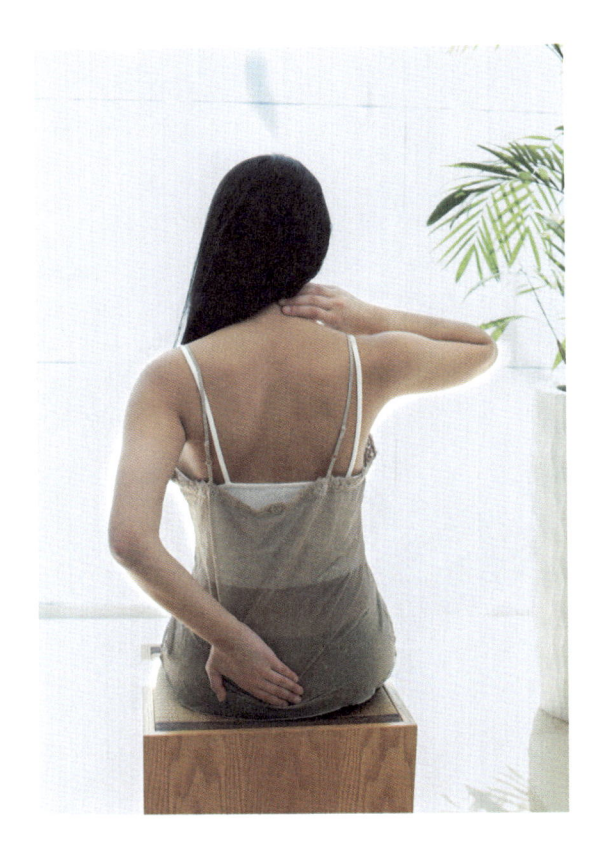

Coloque a mão direita no meio do pescoço do lado direito (SEL 12) e a mão esquerda no cóccix.

O QUE ESTE FLUXO AJUDA: abrir a linha da bexiga para ajudar a equilibrar a contenção ou fluxo livre da função bexiga. O ato de urinar na cama geralmente está relacionado à emoção do medo, que pode ser harmonizada usando o Fluxo Bexiga completo descrito na página 88.

---

* Fluxo direito ilustrado.

Zumbido (Palma da Mão)

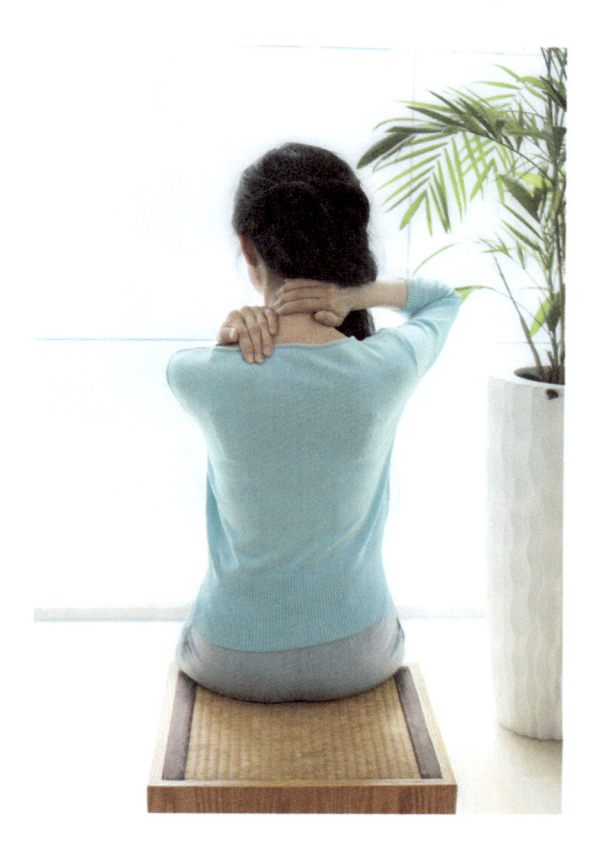

Coloque a mão direita no meio do pescoço do lado esquerdo (SEL 12) e a mão esquerda sobre a parte superior do ombro esquerdo (SEL 11).

O QUE ESTE FLUXO AJUDA: o primeiro passo do Fluxo Umbigo, esta posição ajuda a aliviar o zumbido nos ouvidos. Causada, às vezes, por estresse emocional, essa condição também pode ocorrer em pessoas com idade superior a 65 anos.

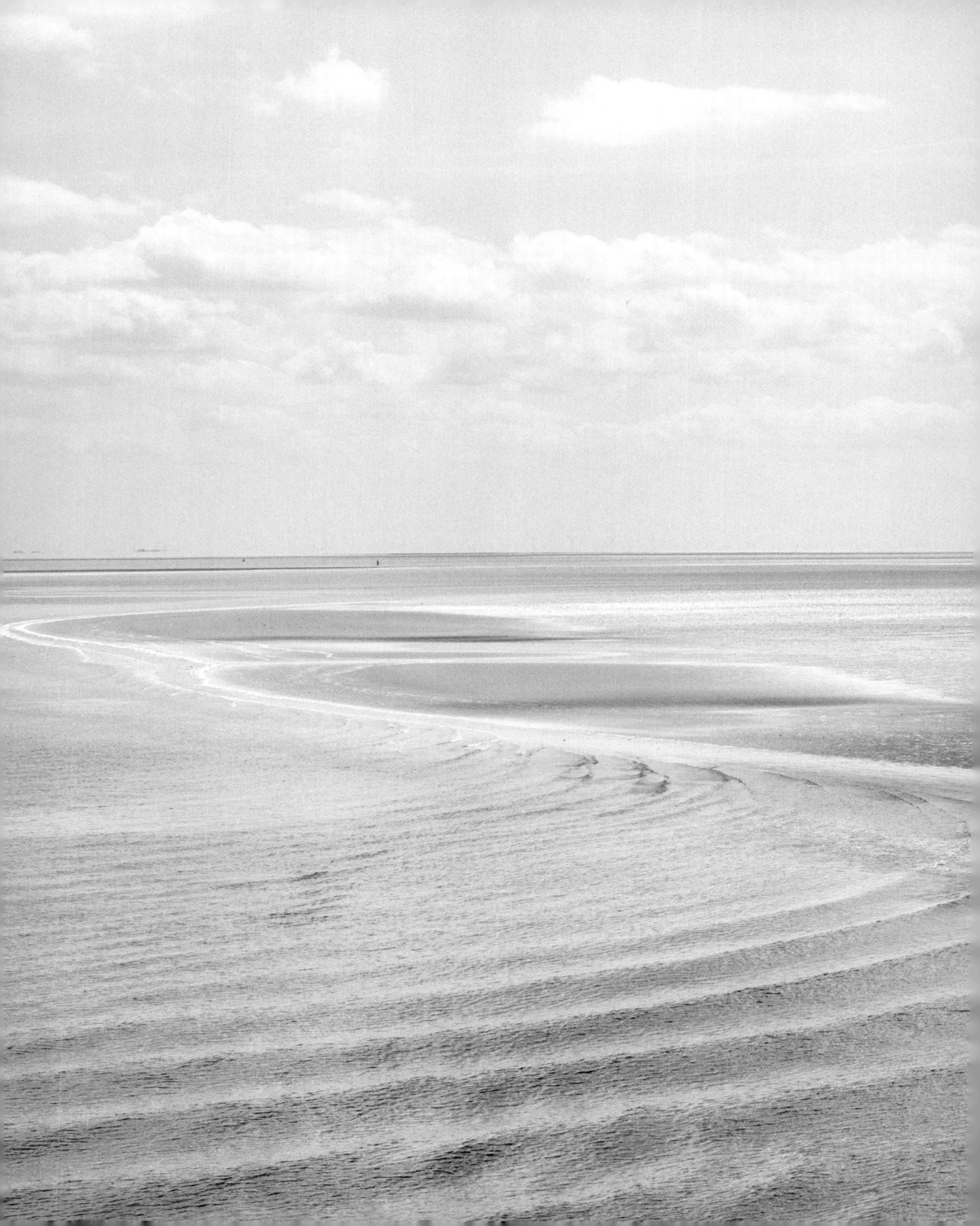

A Sabedoria Infinita do Jin Shin

Embora não tenhamos nem sequer chegado perto de esgotar as possibilidades da infinita Arte do Jin Shin, chegamos ao fim deste livro – que, como o próprio Jin Shin, pode parecer enganosamente simples ao mesmo tempo em que oferece toda uma profusão de possibilidades.

Agora que você, com certeza, já experimentou algumas das posições e dos fluxos, talvez já tenha até mesmo estabelecido uma rotina ou banido um resfriado. Quando estiver em dúvida sobre como navegar pelas informações ou que direção deverá explorar, lembre-se de que o Jin Shin acessa nossa sabedoria inata – e que, com um pouco de encorajamento, a energia estagnada encontrará uma maneira de se movimentar. Não há necessidade de memorizar as informações deste livro, pois tudo o que você aprendeu está acessível a você. Parte desse conhecimento até mesmo precede sua passagem para a percepção consciente.

Em caso de dúvida, basta envolver seus dedos, um após o outro, e usar a respiração para manter a energia fluindo. Quando se sentir confortável, explore os outros fluxos. Não há nenhum "você deve", "precisa" ou "tente" no Jin Shin, como nossos professores nos lembram com frequência. Esteja no momento presente enquanto oferece a si mesmo esta dádiva de autocuidado. Aproveite a viagem.

Para aqueles de vocês interessados em compartilhar a prática com amigos e familiares, fiquem à vontade para usar qualquer um dos fluxos que julgarem úteis. Não há como prejudicar a si mesmo ou a outras pessoas ao usar a Arte do Jin Shin. Ao trabalhar com outras pessoas, seja breve – praticando entre três e vinte minutos, e por não mais que uma hora. Aproveite o processo, escutando e sentindo a energia se movimentar.

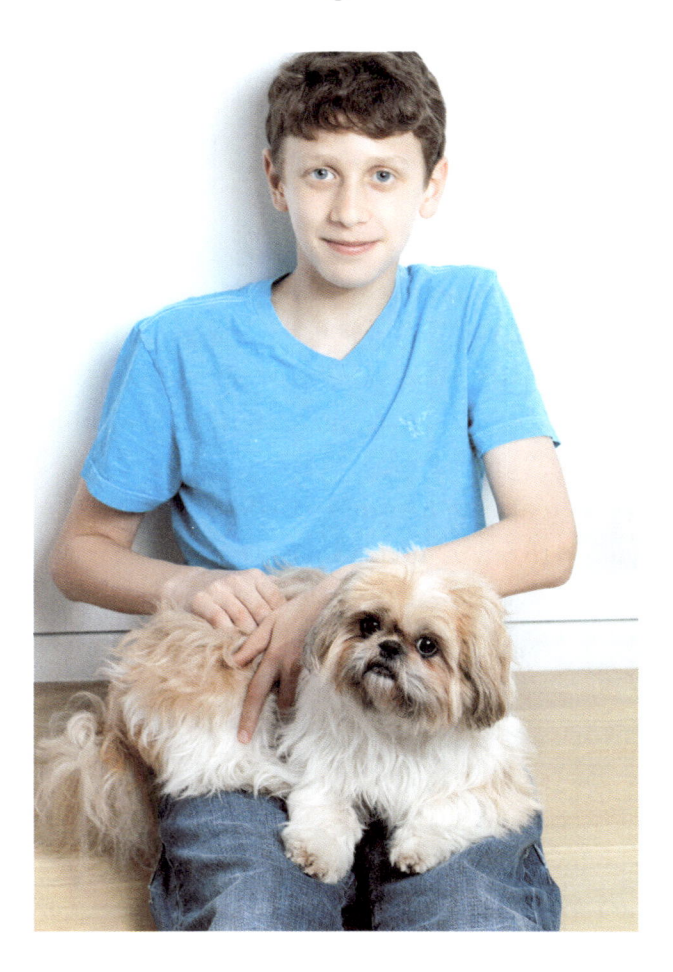

Certifique-se de que você também está respirando, dando a si mesmo livre acesso à energia da fonte e permitindo-se ser o cabo de recarregar bateria.

Você também pode estender a prática e trabalhar com um animal de estimação muito amado. Se tiver interesse, procure o livro *Jin Shin Jyutsu for*

Your Animal Companion [Jin Shin Jyutsu para seu Companheiro Animal], de Adele Leas.

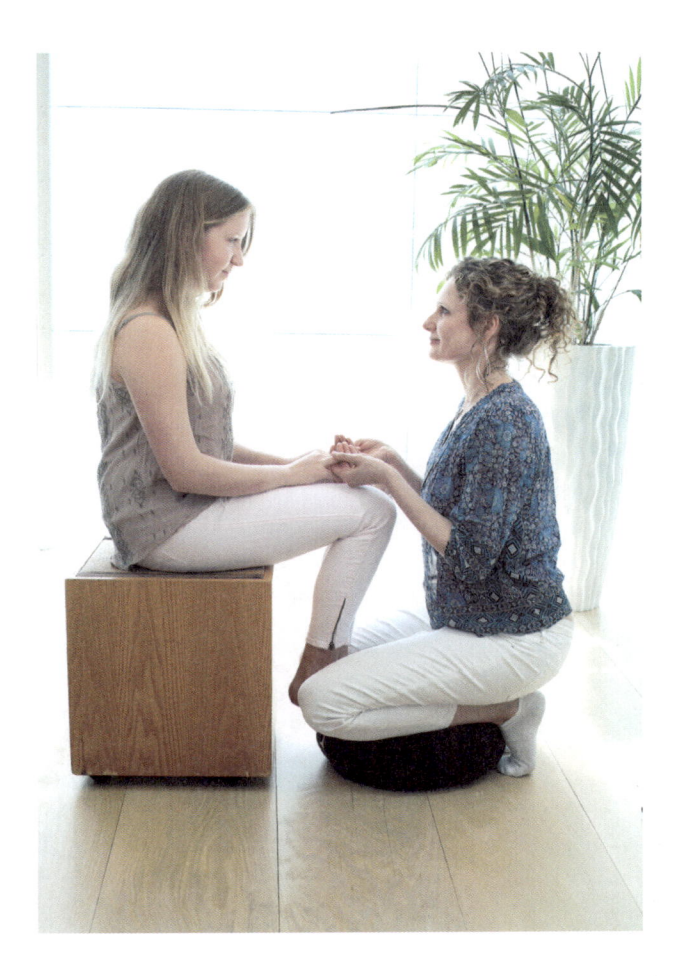

Por fim, se você quiser continuar aprendendo e crescendo na Arte do Jin Shin, você encontrará muitos recursos por meio do Jin Shin Institute. Oferecemos programas completos de treinamento e certificação para professores e praticantes, bem como sessões privadas, aulas, *workshops*, círculos de prática e muito mais. Você pode encontrar mais informações em nosso *site*: www.jinshininstitute.com.

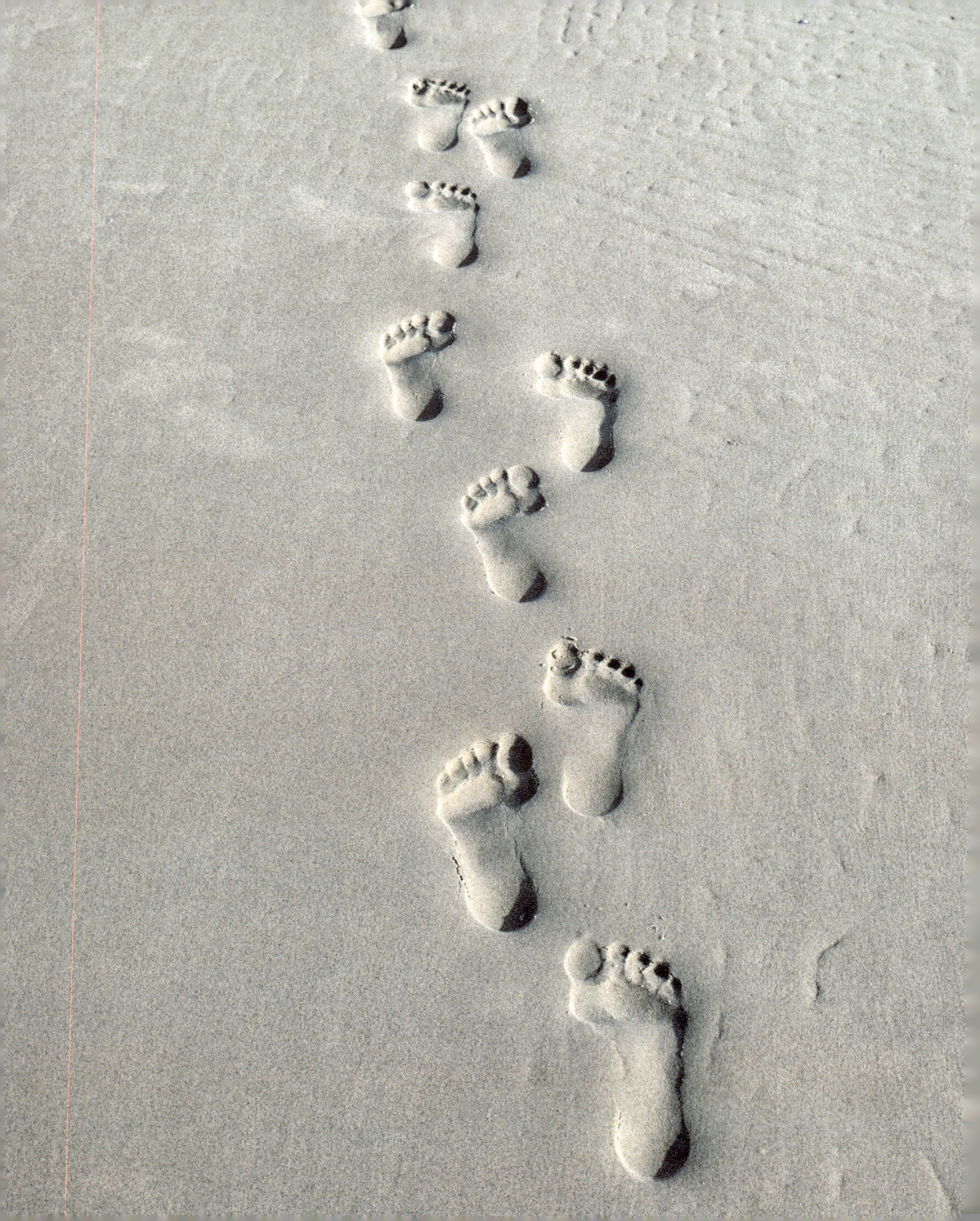

Posfácio

Por KAREN DUFFY

Meu pai transmitiu aos meus irmãos e a mim o reconhecimento da importância dos hábitos de autocuidado. "Se você não cuida do seu corpo, aonde você vai viver?" é uma de suas frases mais repetidas. Há mais de vinte anos, vivo em um corpo que sustenta a dupla carga de uma doença crônica rara chamada sarcoidose do sistema nervoso central e síndrome complexa de dor regional, também conhecida como "doença do suicídio". Esses distúrbios complexos criaram uma disfunção no meu sistema nervoso central. Por causa da lesão dos nervos na minha coluna vertebral, tenho de suportar uma constante sensação de queimação chamada alodinia, onde o contato normal, cotidiano, por meio da pele dispara uma resposta dolorosa de alto nível. Uma das grandes lições que aprendi com a doença é o fato de que a dor é inevitável, mas o sofrimento é opcional.

Viver com uma doença degenerativa é como morar ao lado de um brigão: você nunca sabe quando ele vai tocar sua campainha e lhe dar um chute no traseiro. Essas condições crônicas fazem parte da minha vida, e estou fazendo o melhor que posso para coabitar pacificamente com elas. Tento manter a proporção entre dor e diversão inclinada a meu favor — tomo meu medicamento prescrito, procuro um propósito todos os dias e pratico a arte de autocuidado do Jin Shin. Uma das minhas citações favoritas é de Lord Byron, que aconselhou: "Ria sempre que puder; é um remédio barato".

Fui apresentada à Arte do Jin Shin por minha sogra. Testemunhei seu entusiasmo pela prática, e a radiância de seu entusiasmo era incandescente. Ela se devotou ao Jin Shin durante vários anos e sou muito grata por tê-lo compartilhado comigo. O que eu amo no Jin Shin é a sua simplicidade. Você tem o poder do autocuidado em suas mãos – ele se encontra, literalmente, bem na ponta dos seus dedos.

A crença de que podemos ajudar a nós mesmos é essencial à Arte do Jin Shin. A gentileza dos toques nos abre a oportunidade de refletir sobre nosso corpo, nossa mente e nosso espírito, e de integrá-los. Pude constatar a realidade do alívio que senti ao me liberar das garras da dor já depois da minha primeira sessão. O Jin Shin é restaurador e energizante. Nossos corpos são para ser descobertos e não conquistados. A descoberta do Jin Shin iluminou minha vida; sou hoje uma praticante devota. Todas as manhãs, pratico uma série de fluxos e, ao longo de todo o dia, conto com o Jin Shin para energizar e redespertar minha mente e meu corpo.

Alexis Brink escreveu um guia pessoal e vívido para o Jin Shin. Seu livro é um convite para o mundo sábio, prático e autodirecionado dessa arte ancestral. As ferramentas mais poderosas para a cura são nossa mente e nossas mãos. Tenho sorte por viver em Nova York, onde posso me encontrar com Alexis para suas sessões e *workshops* transcendentes. E todos nós temos sorte pelo fato de a Alexis ter compartilhado seus dons e seu profundo conhecimento sobre o Jin Shin neste livro. É um tesouro para o qual você voltará vezes e mais vezes.

Para mim, é a magia do Jin Shin que pode mudar nossa vida!

Agradecimentos

Sinto-me, ao mesmo tempo, afortunada e grata pelo privilégio de a Arte do Jin Shin desempenhar um papel tão importante na minha vida. Ela é a maior dádiva que recebi, depois dos meus filhos, Mara e Tyler, que foram os destinatários da minha prática do Jin Shin ao longo de suas vidas – vocês são meus raios de sol! Gratidão pelos meus pais, Max e Betty; pelo meu irmão, Richard; e pela minha família próxima na Holanda, na Tailândia, em Israel e na Suíça. Minha amiga e alma gêmea Marieke, por sua eterna paciência e talento, e por me ajudar a realizar meu sonho de compartilhar o Jin Shin com o mundo. Marian W., por segurar minha mão amorosamente durante a jornada de cura do meu próprio coração. Donielle Morris, por abrir a porta para um contato ao vivo com as mídias sociais – mais é mais! Cobi Konadu, por seu apoio na criação dos materiais educacionais do Jin Shin Institute (JSI). Os talentosos praticantes do Jin Shin: Jules Rochon, Mitzi Adams, Lisa Klitses e Patty Bayer Troup, por me manter no fluxo. Para todos os clientes que tive ao longo de muitos anos de prática – aprendo todas as vezes em que coloco minhas mãos em vocês. Os alunos que são tão ansiosos para aprender, e que eu, me colocando a seu lado, prossigo no caminho do crescimento e da compreensão. Os modelos: Cecile, Leza, Mara, Nakeema, Guillar, Tim, Michael, Alicia, Janel, Wella, Dora, Edith, Norbert, Teresa, Felix, Patty, Tyler, Enrique, Eloise e Rex. Minha editora na Tiller Press, Theresa DiMasi, que, graças ao seu entusiasmo pelo Jin Shin, tornou possível a realização deste livro. Nossa incrível editora, Anja Schmidt, por sua positividade e orientação. A equipe: Samantha Lubash, Sam Ford, Scottie Ellis, Ron Longe, Jaime Putorti e Christine Masters. É um prazer trabalhar com Savannah Ashour, que tornou este projeto divertido e simples, e iluminou minha história. Karen Duffy, por me apresentar à Simon & Schuster, e Cynthia Ryan, pela persistência com que se empenhou em publicar este livro. Minhas amigas de toda a vida Inge, Marieke, Laura, Leslie, Merrill, Graciela, Anne – amo vocês, meninas!

Sou profundamente grata a Jiro Murai, por dedicar sua vida a pesquisar e organizar esta arte ancestral para que ela pudesse ser praticada pelas gerações que viriam. Gratidão pela maravilhosa dádiva que Mary Burmeister trouxe para o Ocidente, quando ela desenvolveu o Jin Shin Jyutsu e o introduziu nos Estados Unidos e além. Haruki Kato por me mostrar o modo japonês e por compartilhar comigo o método Jiro Murai. Muito obrigada e amor a Pamela Markarian Smith, a fundadora do Jin Shin Institute; me sinto honrada e humilde por ter sido escolhida para continuar seu legado. Kyoko Seagusa, por ser uma parte essencial da minha equipe de pesquisa. Susan Brooks, por compartilhar sua experiência no Jin Shin durante as rodadas finais do aprimoramento editorial.

E o maior reconhecimento de todos à minha professora e mentora Philomena Dooley, que me orientou e treinou desde o início dos meus anos de "cabo de recarregar bateria" com amor, paciência e compromisso, e que sempre manteve sua porta aberta para mim – muito obrigada!

CRÉDITOS

Fotografias nas páginas 2, 6, 8, 12, 18, 28, 50, 62, 110, 136, 212, 216 e 222 por Marieke Feenstra.

Fotografias dos padrões de fluxo por Curtis Eberhardt.

Ilustrações por Elizaveta Limanova.

Trabalho editorial por Susan M. Brooks, Ph.D., educadora em saúde.

Índice

abdominal, desconforto
   mudras para o, 109
   rapidinho para o, 123
acupressura, 30
acupuntura, 21, 37, 40
Ah Haa (escola de arte), 9
alegria, 209
alergias, 139
alimentares, distúrbios. Veja também apetite
   anorexia, 206
   bulimia, 207
alodinia, 217
amarelo (Primeira Profundidade), 60
ambientais, projetos, 45
American Dance Machine, 21
animais de estimação, Jin Shin para, 214-215
anorexia, 206
ansiedade
   Fluxo Bexiga para a, 88
   fluxo descendente para a, 117
   Fluxo Fonte Central Principal para a, 66-67
   Fluxo Rim para a, 90
   minifluxo para a, 115
   mudras para a, 107-08
   rapidinho para a, 122
   SELs associadas à, 59
apetite. Veja também alimentares, distúrbios
   Fluxo Fonte Central Principal para o, 66-67
   Fluxo Rim para o, 90
   SELs associadas ao, 56
Áreas de Energia de Segurança (SELs), 51-61
   como conceito central, 41
   definidas e descritas, 41
   diagrama de, 52
   SEL 1 (Movimentador Principal), 53, 137
   SEL 2 (Saber Inato), 54
   SEL 3 (A Respiração), 54

SEL 4 (A Ponte), 54
SEL 5 (Regeneração), 54
SEL 6 (A Raiz), 55
SEL 7 (Quietude), 55
SEL 8 (Infinito), 55
SEL 9 (Finais), 55
SEL 10 (Começos), 56
SEL 11 (Descar), 56
SEL 12 (Entrega), 56
SEL 13 (Criatividade), 56
SEL 14 (Nutrição), 57
SEL 15 (O Doador de Alegria), 57
SEL 16 (Transformação), 57
SEL 17 (Intuição), 57
SEL 18 (Mente Pacífica), 58
SEL 19 (O Comandante), 58
SEL 20 (Mente Clara), 58
SEL 21 (Mente Calma), 58
SEL 22 (Expiração), 59
SEL 23 (O Destemido), 59
SEL 24 (O Pacificador), 59
SEL 25 (O Regenerador), 59
SEL 26 (Completude), 60
significado e usos de, 52-53
sistema de Profundidades coloridas e, 60-61
articulações, dor nas
  Fluxo Umbigo para a, 95
  Fluxo Vesícula Biliar para a, 97
  mudras para a, 107-08
artrite
  Fluxo Umbigo para a, 95
  prescrição do Jin Shin para a, 141

asfixia, 167
asma, 142
atenção, estado de
  mudras para o, 107-08
  SELs associadas ao, 59
audição. Veja também ouvidos; zumbido
  Fluxo Intestino Delgado para a, 86
  SELs associadas à, 54
autocuidado, 29, 36, 217-18
  centralidade do Jin Shin para o, 30, 41-42
  mudras para o, 106
autoimunes, projetos, 171
axilas, inchaço nas, 92
azia, 143
azul (Quarta Profundidade), 61

baço
  Fluxo Fonte Central Principal para o, 66-67
  Fluxo Supervisor para o, 69
Bavan, Yolande, 24bebês, 144
bem-estar
  mudras para o, 108
  prescrição do Jin Shin para o, 185
bexiga, infecção da, 177
boca
  Fluxo Estômago para a, 78
  Fluxo Rim para a, 90
  Fluxo Vesícula Biliar para a, 97
boca seca, 78
bocejo, 81
bom senso, 109

braços
    Fluxo Coração para os, 83
    Fluxo Intestino Delgado para os, 86
    Fluxo Intestino Grosso para os, 76
    Fluxo Umbigo para os, 95
    mudras para os, 108
    SELs associadas aos, 56, 58, 60
branco (Segunda Profundidade), 60
Buda, 30, 31, 105
budismo, 105
bulimia, 207
Burmeister, Alice, 13
Burmeister, Mary, 10, 13, 22-23, 32, 33, 43, 122, 153, 175, 198, 220
Byron, Lord, 217

cabeça, SELs associadas à, 56, 57, 58
cabelos, ralo, 83
"cabo de recarregar bateria", efeito, 10, 40, 214, 220
cálcio, absorção de, 66
câncer, 9, 26
catarro com sangue, 90
cérebro
    prescrição do Jin Shin para o, 146
    SELs associadas ao, 57
choque emocional. Veja trauma emocional
choque físico, 147
cintura, linha da, 45, 106
circadianos, ritmos, 71, 92, 104
circulação, padrões de, 63

circulação
    Fluxo Fonte Central Principal para a, 67-68
    SELs associadas à, 57, 58, 59
clareza mental, 66
coceira, 148
colesterol, 149
colheita (parte do dedo), 44
cólicas menstruais, 152
coluna vertebral
    Fluxo Fonte Central Principal para a, 67
    Fluxo Rim para a, 90
    prescrição do Jin Shin para a, 153
Comandante, O (SEL 19), 58
compaixão, 33
Completude (SEL 26), 60
comunicação, 66
congestão nasal, 154
Conhecimento Inato (SEL 2), 54
constipação
    minifluxo para a, 116
    prescrição do Jin Shin para a, 155
    rapidinho para a, 123
convulsões, 55
coração
    fluxo descendente para o, 119
    Fluxo Diafragma para o, 92
    Fluxo Fonte Central Principal para o, 67
    Fluxo Rim para o, 90
    mudras para o, 108

SELs associadas ao, 56, 57, 58
cotovelo de tenista
    Fluxo Pulmão para o, 73
    prescrição do Jin Shin para o, 156
cotovelo, dor no. Veja também cotovelo de tenista
    Fluxo Coração para a, 83
    Fluxo Diafragma para a, 82
    Fluxo Intestino Delgado para a, 86
    Fluxo Umbigo para a, 95
Coxa, desconforto na
    Fluxo Baço para o, 81
    Fluxo Bexiga para o, 88
Criatividade (SEL 13), 56
Cutler, Elizabeth, 9-11

dedo anular
  alergias, 140
  asma, 142
  equilíbrio hormonal, 169
  luto, 181
  respiração, 196
  tristeza, 209
  uso do Fluxo Umbigo para rigidez, 95
dedo indicador para, uso do
  colesterol, 149
  cólicas menstruais, 152
  congestão nasal, 154
  constipação, 155
  cotovelo de tenista, 156
  depressão, 157
  diarreia, 159
  dor de dente, 160
  dor nas costas, 163
  dor no ombro, 164
  endometriose, 166
  Fluxo Intestino Grosso para combater a rigidez do dedo indicador, 76
  gases, 174
  infecção de bexiga, 177
  medo, 182
  menopausa, 183
  peito, 189
  pressão sanguínea, 191
  psoríase, 193
  sangramentos nasais, 197
  seios da face, 199
  seios, 198
  tensão na mandíbula, 202
  tosse, 205
  transtorno alimentar: anorexia, 206
  trauma emocional, 208
  urinar na cama, 210
dedo médio para, uso do
  cérebro, 146
  dores de cabeça, 165
  Fluxo Bexiga para dor no dedo médio, 88
  foco, 173
  icterícia, 176
  irritabilidade, 179
  olhos, 184
  Parkinson, 188
  pés, 190
  raiva, 194
  tireoide, 203

dedo mínimo para, uso do
  alegria, 139
  artrite, 141
  choque físico, 147
  dor de garganta, 161
  dor de ouvido, 162
  Fluxo Bexiga para arqueamento do dedo mínimo, 88
  hiperatividade, 175
  ossos, 185
  osteoporose, 186
  palpitações, 187

dedos, mapeamento dos, 43-45. Veja também dedos individuais
  diagrama, 44
  escolha da mão no, 45
  harmonização de atitudes emocionais com o, 44-47
  partes do dedo no, 44

depressão, 19-20, 157
  Fluxo Bexiga para a, 88
  fluxo descendente para a, 119
  Fluxo Estômago para a, 78
  mudras para a, 108

Descarregar (SEL 11), 56
Destemido, O (SEL 23), 59
diabetes, 158

diarreia
  minifluxo para a, 116
  prescrição do Jin Shin para a, 159

digestão
  fluxo descendente para a, 119
  Fluxo Supervisor para a, 69
  mudras para a, 109
  SELs associadas à, 53, 54, 55, 57, 58, 59

diuréticas, ações, 66
Doador de Alegria, O (SEL 15), 57
doces, desejos por, 109
"doença do suicídio", 217
doença (dis-ease), 43, 70, 111
Dooley, Philomena, 15, 22, 35, 220

dor de dente
  Fluxo Intestino Grosso para a, 76
  prescrição do Jin Shin para a, 160

dor nas costas
  Fluxo Bexiga para a, 88
  Fluxo Rim para a, 90
  Fluxo Supervisor para a, 68
  minifluxo para a, 114-15
  prescrição do Jin Shin para a, 163
  SELs associadas à, 54, 55, 59

dores de cabeça
  Fluxo Bexiga para as, 88
  fluxo descendente para as, 119
  Fluxo Vesícula Biliar para as, 97
  prescrição do Jin Shin para as, 165
  rapidinho para as, 134-35
  SELs associadas às, 53, 54, 55

Duffy, Karen, 217-18

eliminação, 54, 57
emocionais, atitudes. Veja também raiva; medo; tristeza; "tentar ou esforço" (trying to); preocupação
  definição, 43-44
  Fluxo Baço e, 81

Fluxo Bexiga e, 88
Fluxo Coração e, 83
Fluxo Diafragma e, 92
Fluxo Estômago e, 78
Fluxo Fígado e, 100
Fluxo Intestino Delgado e, 86
Fluxo Intestino Grosso e, 76
Fluxo Pulmão e, 73
Fluxo Rim e, 90
Fluxo Umbigo e, 95
Fluxo Vesícula Biliar e, 97
harmonização de, 44-47
Enciclopédia de Sintomas, 137-211
   alegria, 140
   alergias, 120
   artrite, 141
   asma, 142
   azia e indigestão, 143
   bebês, 144
   bem-estar, 145
   cérebro, 146
   choque emocional (veja trauma emocional)
   choque físico, 147
   coceira, 148
   colesterol, 149
   cólicas estomacais, 150-51
   cólicas menstruais, 152
   coluna vertebral, 153
   congestão nasal, 154
   constipação, 155
   cotovelo de tenista, 156
   depressão, 157
   diabetes, 158
   diarreia, 159dor de dente, 160
   dor de garganta, 161
   dor de ouvido, 162
   dor nas costas, 163
   dor no ombro, 164
   dores de cabeça, 165
   endometriose, 166
   engasgar, 167
   enjoo em viagens, 168
   equilíbrio hormonal, 169
   estresse, 170
   fadiga, 171
   febre e gripe, 172
   foco, 173
   gases, 174
   hiperatividade, 175
   icterícia, 176
   indigestão (veja azia e indigestão)
   infecção de bexiga, 177
   insônia, 178
   irritabilidade, 179
   jet lag, 180
   luto, 181
   medo, 182
   menopausa (veja hormonal, equilíbrio)
   náusea (veja enjoo em viagens)
   olhos, 184
   ossos, 185
   osteoporose, 186
   palpitações, 187
   Parkinson, 188

peito, 189
pele (veja queimaduras)
pés, 190
pressão sanguínea, 191
projetos autoimunes, 192
psoríase (veja coceira)
queimaduras, 193
raiva, 194
resfriados, 195
respiração, 196
sangramentos nasais, 197
seios da face, 199
seios, 198
sistema imunológico, 200
soluços, 201
tensão na mandíbula, 202
tireoide, 203
tontura, 204
tosse, 205
transtorno alimentar: anorexia, 206
transtorno alimentar: bulimia, 207
trauma emocional, 208
tristeza, 209
urinar na cama, 210
zumbido, 211
endócrino, sistema, 64-65
endometriose, 166
energia ancestral. Veja energia universal
energia, 30, 31
   como conceito essencial, 38
   fonte de, 38, 111
   individual, 38, 111
   manifestando-se como matéria, 111

   universal, 38, 71
engolir, dificuldades para, 100
enjoo em viagens, 168
Entrega (SEL 12), 56
enxaqueca, 97
equilíbrio, 58
esclerose múltipla, 22, 24
esquelético, sistema, 59
estomacal, desconforto
   Fluxo Baço para o, 81
   Fluxo Fonte Central Principal para o, 67
   mudras para o, 109
   prescrição do Jin Shin para o, 150-51
estresse
   Fluxo Fonte Central Principal para o, 66, 67
   minifluxo para o, 114-15
   mudras para o, 109
   prescrição do Jin Shin para o, 170
   SELs associadas ao, 58, 59
expiração
   fluxo descendente para a, 119
   Fluxo Supervisor para a, 68
   mudras para a, 107
   rapidinho para a, 123
Expiração, A (SEL 22), 59

fadiga
   acumulada na articulação, 133
   diária, 126-29
   geral, 112
   minifluxo para a, 112

mudras para a, 109
prescrição do Jin Shin para a, 171
rapidinhos para a, 126-29, 133-34
SELs associadas à 59, 60

fadiga nas articulações, rapidinho para a, 133

fala, problemas de,86

fardos da vida, 170

febre
prescrição do Jin Shin para a, 172
SELs associadas à, 54

fígado
Fluxo Fonte Central Principal para o, 67
Fluxo Supervisor para o, 69

Finais (SEL 9), 55

fístula anal, 88

Fluxo Baço, 71
aplicações e instruções de uso, 81-82
horário de pico para o, 104
sistema de Profundidades coloridas e, 60

Fluxo Bexiga, 71
aplicações e instruções de uso, 88-89
horário de pico para o, 103, 104
rapidinho para o, 135
sistema das Profundidades coloridas e, 60

Fluxo Coração, 71
aplicações e instruções de uso, 83-85
período de pico para o, 104
sistema de Profundidades coloridas e, 61

Fluxo Diafragma, 71
aplicações e instruções de uso, 92-94
horário de pico para o, 104
sistema de Profundidades coloridas e, 61

Fluxo Estômago, 71, 137
aplicações e instruções de uso, 78-80
horário de pico para o, 104
sistema de Profundidades coloridas e, 60

Fluxo Fígado, 71
aplicações e instruções de uso, 100-02
horário de pico para o, 103, 104
sistema de Profundidades coloridas e, 60

Fluxo Fonte Central Principal 64-68

Fluxo Intestino Delgado, 71
aplicações e instruções de uso, 86-87
horário de pico para o, 104
sistema de Profundidades coloridas e, 61

Fluxo Intestino Grosso, 71
aplicações e instruções de uso, 76-78
horário de pico para o, 104
sistema de Profundidades coloridas e, 60

Fluxo Mediador
aplicações e instruções de uso, 69-70
rapidinho para o, 112

Fluxo Pulmão, 71
aplicações e instruções de uso, 73-76
horário de pico para o, 104

sistema de Profundidades coloridas e, 60
Fluxo Rim, 71
   aplicações e instruções de uso, 90-91
   horário de pico para o, 104
   sistema de Profundidades coloridas e, 60
Fluxo Supervisor
   aplicações e instruções de uso, 68-69
   rapidinho para o, 115-16
Fluxo Umbigo, 71
   aplicações e instruções de uso, 95-96
   horário de pico para o, 103-104
   sistema de Profundidades coloridas e, 61
Fluxo Vesícula Biliar, 71, 97
   aplicações e instruções de uso, 97-99
   horário de pico para o, 103, 104
   sistema de Profundidades coloridas e, 60
fluxos ascendentes, 65
   aplicações e instruções para o uso, 120-21
   horários de pico para os, 103
Fluxos de Órgãos, 71-104. Veja também Fluxo Baço; Fluxo Bexiga; Fluxo Coração; Fluxo Diafragma; Fluxo Estômago; Fluxo Fígado; Fluxo Intestino Delgado; Fluxo Intestino Grosso; Fluxo Pulmão; Fluxo Rim; Fluxo Umbigo; Fluxo Vesícula Biliar; horários de pico para os, 103-04
   tipo de energia associado aos, 111
   visão geral, 72-102
fluxos descendentes, 65
   aplicações e instruções de uso, 117-119
   horário de pico para os, 103
Fluxos, "Três Primeiros", 63-70
   tipo de energia associada aos, 111
   Fluxo Mediador, 69, 112
   Fluxo Fonte Central Principal e os, 64-68
Fluxo Supervisor, 68-69, 115
fluxos, 41. Veja também fluxos ascendentes; Fluxos de Órgãos; fluxos descendentes; Fluxos, "Três Primeiros"; minifluxos;
foco
   Fluxo Fonte Central Principal para o, 64
   Prescrição do Jin Shin para o, 173
fonte da juventude, 108
força vital
   Fluxo Fonte Central Principal para a, 67
   mudras para a, 108
   SELs associadas à, 60
frustração, 107, 109
função muscular, rapidinho para a, 132

garganta. Veja também garganta, dor de
   Fluxo Fígado para a, 100
   Fluxo Intestino Grosso para a, 76
   Fluxo Rim para a, 90

Fluxo Umbigo para a, 95
SELs associadas à, 56
garganta, dor de
prescrição do Jin Shin para a, 161
SELs associadas à, 54
gases
minifluxo para, 116
prescrição do Jin Shin para, 174
gemidos, 97
glaucoma, 125
glóbulos brancos, taxa de, 81
"Grande Abraço", postura do, 145
gravidez, 26
gripe
Fluxo Intestino Delgado para a, 86
prescrição do Jin Shin para a, 172
rapidinho para a, 130-31

harmonia
Fluxos de Órgãos para a, 71
mapeamento dos dedos para a, 44-47
mudras para a, 108
hinduísmo, 105
hiperatividade, 175
Hirohito, Imperador, 32
hormonal, equilíbrio, 169
hormônios de crescimento, 67

icterícia, 176inchaço
Fluxo Fígado para o, 100
SELs associadas ao, 57
indigestão, 143
Infinito (SEL 8), 55

Iniciais, Pontos (SEL 10), 56
insegurança, 108
insônia
Fluxo Fonte Central Principal para a, 64
prescrição do Jin Shin para a, 178
inspiração
fluxo ascendente para a, 121
Fluxo Supervisor para a, 69
mudras para a, 107, 108
rapidinho para a, 123
Intuição (SEL 17), 57
irritabilidade, 179
Ise, Santuário de, 32

Janela, A, 204
jet lag
mudras para a, 109
prescrição do Jin Shin para a, 104, 180
Jin Shin Institute, 15, 122, 219
Jin Shin Jyutsu (nome oficial), 10
Jin Shin Jyutsu for Your Animal Companion (Jin Shin Jyutsu para seu Companheiro Animal) (Leas), 214-15
Jin Shin
ampla variedade de aplicações, 33-35
como uma arte, 33
conceitos centrais do, 37-42 (veja também energia; Áreas de mãos, uso das; pulso; respiração; Segurança da Energia; simetria)

em um ambiente clínico, 35-36
experiência da autora com o, 21, 23-24
facilidade da prática do, 63, 64, 213
origens do, 30-32
significado do, 33
jin, 33
joelhos
   Fluxo Bexiga para os, 88
   Fluxo Estômago para os, 78
   Fluxo Vesícula Biliar para os, 97
   SELs associadas aos, 56
Joffrey Ballet, 25

Kato, Haruki, 13, 32
ki-eki, 38, 111
Kojiki, 32

lábios rachados, 78
lado direito do corpo, 68
   como usar fluxos no, 65
   escolhendo fluxos e posições no, 138
lado esquerdo do corpo, 68, 103
   como usar fluxos no, 68
   escolhendo fluxos e toques no, 138
Leas, Adele, 215
língua, desconforto na
   Fluxo Baço para o, 81
   Fluxo Rim para o, 90
luta ou fuga, resposta, 39
luto
   Fluxo Intestino Grosso para a, 76

Fluxo Pulmão para a, 73
prescrição do Jin Shin para a, 181
sistema de Profundidades coloridas e, 60

maçãs do rosto inchadas ou doloridas
   Fluxo Intestino Delgado para, 86
   Fluxo Intestino Grosso para, 76
   Fluxo Umbigo para, 95
mandíbula, tensão na, 202
manifestação, 111
Manobra de Heimlich, auxiliar para a, 167
mãos
   mudras para as, 107
   SELs associadas às, 56
   uso das (conceito central), 40
mapeamento dos dedos. Veja dedos, mapeamento dos
Markey Cancer Center, 36
Meador, Patricia, 23
Mediador Diagonal (rapidinho), 122
meditação, 105
medo, 43
   Fluxo Bexiga para a, 88
   Fluxo Mediador para o, 112
   Fluxo Rim para o, 90
   minifluxo para o, 112
   mudras para o, 108
   prescrição do Jin Shin para o, 182
   rapidinho para o, 122
   sistema de Profundidades coloridas e, 60

memória
　Fluxo Fonte Central Principal para a, 66
　Fluxo Rim para a, 90
menopausa. Veja hormonal, equilíbrio
Mente Calma (SEL 21), 58
Mente Clara (SEL 20), 58
Mente Pacífica (SEL 18), 58
minifluxos, 112-16
Monte, Tom, 13Morristown Memorial Hospital, 35
Movimentador Principal (SEL 1), 53, 137
mudras, 105-09
　aplicações e instruções de uso, 107-09
　definição de, 31, 105
　diagrama de, 107
　para autocuidado, 107Murai, Jiro, 13, 30-33, 38, 41, 105, 220
musculares, tensões, 57

nádegas, dor nas, 90
nasais, hemorragias
　Fluxo Intestino Grosso para, 76
　prescrição do Jin Shin para, 197
náusea
　enjoo, 168
　Fluxo Fígado para a, 100
　Fluxo Rim para a, 90
New York City Ballet, 25New York-Presbyterian da Universidade de Colúmbia, Centro Médico do, 35-36

Nove, As, 154, 190
Nutrição (SEL 14), 57

obsessivo-compulsivo, comportamento, 78
olhos
　Fluxo Bexiga para os, 88
　Fluxo Coração para os, 83
　Fluxo Fígado para os, 100
　mudras para os, 107, 109
　prescrição do Jin Shin para os, 184
　rapidinho para os, 124-25
　SELs associadas aos, 54
ombro, dor no
　Fluxo Intestino Delgado para a, 86
　Fluxo Umbigo para a, 95
　prescrição do Jin Shin para a, 164
　SELs associadas à, 54, 56
Onze, As, 170
oriental, filosofia, 14, 24
ossos, 185
osteoporose, 186
ou ondas de calor, 86
ouvido, dor de
　Fluxo Coração para a, 83
　prescrição do Jin Shin para a, 162
ouvidos. Veja também audição; zumbido
　Fluxo Umbigo para os, 95
　mudras para os, 109
　SELs associadas aos, 58

Pacificador, O (SEL 24), 59
palma da mão para, uso da, 44, 107

bem-estar, 145
coluna vertebral, 153
fadiga, 171
Fluxo Coração para febre na, 83
Fluxo Diafragma para febre na, 92
jet lag, 180
projetos autoimunes, 192
soluços, 201
tontura, 204
zumbido, 211
palpitações do coração, 187
pâncreas, sintomas, 69
panturrilhas, 88
parassimpático, sistema nervoso, 39
paratireoide, 66
Parkinson, 188
Passlof, Pat, 25
pé, peito do, 78
peito, congestão no
    Fluxo Pulmão para a, 73
    SELs associadas à, 54, 55, 56
peito, linha do, 44, 106
peito
    Fluxo Fígado para o, 100
    prescrição do Jin Shin para o, 189
    SELs associadas ao, 58
pele, condições da
    Fluxo Estômago para, 78
    mudras para, 109
    queimaduras, 193
    rapidinho para, 132
pernas
    fluxo ascendente para as, 121

Fluxo Bexiga para as, 88
Fluxo Vesícula Biliar para as, 97
minifluxo para as, 113
mudras para as, 109
SELs associadas às, 54, 57
pés
    Fluxo Rim para os, 90
    mudras para os, 107
    prescrição do Jin Shin para os, 190
    SELs associadas aos, 55, 59
pescoço tenso, rapidinho para o, 129
pescoço, dor no
    Fluxo Intestino Delgado para a, 86
    prescrição do Jin Shin para a, 129
    SELs associadas à, 56, 57
peso no corpo, 81
peso, equilíbrio do
    Fluxo Estômago para o, 78
    SELs associadas ao, 58
peso
    das pernas, 113
    do corpo, 81
polegar para, uso do
    azia e indigestão, 143
    bebês, 144
    coceira, 148
    cólicas estomacais, 150-51
    diabetes, 158
    engasgar, 167
    estresse, 170
    insônia, 178
    queimaduras, 193
    sistema imunológico, 200

transtorno alimentar: bulimia, 207
Ponte A (SEL 4), 54
ponto de encontro, o, 170
preocupação, 43-44
    Fluxo Baço para a, 81
    Fluxo Estômago para a, 78
    minifluxo para a, 112
    mudras para a, 108
    sistema de Profundidades coloridas e, 60
pressão sanguínea
    prescrição do Jin Shin para a, 191
    SELs associadas à, 56
Primeira Profundidade (amarelo), 60
Profundidades coloridas, sistema de, 60-61
projetos (termo Jin Shin para "problemas"), 23
psoríase. Veja coceira
pulmões
    fluxo descendente para os, 119
    Fluxo Fonte Central Principal para os, 66
pulsação (arterial) de Katie, 40
pulso (ou pulsação)
    como um conceito central, 40
    SELs usadas em combinação com o, 51
pulso energético (ou pulsação energética), 40
pulso
    parte traseira do, 168
    SELs associadas ao, 57

quadril, desconforto no
    Fluxo Bexiga para o, 88
    Fluxo Fígado para o, 100
    SELs associadas ao, 54, 55, 56
quadril, linha do, 45, 106
Quarta Profundidade (azul), 61
queimaduras, 193
Quietude (SEL 7), 55
quimioterapia, 26-27

raiva, 43
    Fluxo Fígado para a, 100
    Fluxo Vesícula Biliar para a, 97
    minifluxo para a, 112
    mudras para a, 107
    prescrição do Jin Shin para a, 194
    sistema das Profundidades coloridas e, 61
Raiz, A (SEL 6), 5545
raízes (parte do dedo),
Rapidinhos, 122-35
    Fluxo Mediador, 69
    Mediador Diagonal, 122
    para condições da pele, 132
    para desconforto abdominal, 123
    para dores de cabeça, 134-35
    para fadiga diária,
    para gripe e viroses, 130-31
    para os olhos, 124-25
    para tensão no pescoço, 129
    para termostato corporal e função muscular, 132

para túnel do carpo e fadiga nas articulações, 133
Supervisor Principal, 115-16
Record of Ancient Matters (Registro de Assuntos Antigos) (Kojiki), 32
Regeneração (SEL 5), 54
Regenerador, O (SEL 25), 59
Reprodutores/as, órgãos/funções
   fluxo ascendente para, 120
   Fonte Central Principal para, 66, 67, 68
   SELs associadas a, 54, 55, 56
resfriados
   Fluxo Intestino Delgado para, 86
   prescrição do Jin Shin para, 195
   SELs associadas a, 54
Resnick, Milton, 25
respiração abdominal, 39
Respiração, A (SEL 3), 54
respiração
   abdominal, 39
   alinhando a, com toques, 63-64
   como um conceito essencial, 39
   Fluxo Fonte Central Principal para a, 66
   mudras para a, 108, 109
   prescrição do Jin Shin para problemas de, 196
   SELs associadas à, 53, 54, 55, 56, 57, 58
Respirações Divinas, 48
Rice, Julie, 9
rins, 69

rosto avermelhado 92

sarcoidose do sistema nervoso central, 217
seios, 198
seios da face, 199
SELs (definição), significado universal das, 53
SELs. Veja Áreas de Segurança da Energia
shin, 33
simetria (conceito central), 40
síndrome complexa de dor regional, 217
sistema imunológico/função imunológica
   Fluxo Baço para o/a, 81
   prescrição do Jin Shin para o/a, 200
   rapidinho para o/a, 131
sistema nervoso, 57
Smith, Pamela Markarian, 15, 122
soluços, 201
sono, 58. Veja também insônia
SoulCycle, 9, 10, 11
suor frio, 97
suores noturnos
   Fluxo Pulmão para, 73
   Fluxo Umbigo para, 95Supervisor Principal, rapidinho para o, 115-16
suprarrenal, função
   Fluxo Fonte Central Principal para a, 67
   SELs associadas à, 59

suspiros, longos, 97

tai-eki, 38, 111
taxa de glóbulos vermelhos, 78
"tentar ou esforço"
   definição, 43-44
   Fluxo Coração para a, 83
   Fluxo Intestino Delgado para a, 86
   minifluxo para a, 112
   sistema de Profundidades coloridas e, 61
termostato do corpo (rapidinho), 132
Theodore, Lee, 21
Tireoide
   Fluxo Fonte Central Principal para a, 66
   prescrição do Jin Shin para a, 203
tontura
   prescrição do Jin Shin para a, 204
   SELs associadas à, 54, 58
toques (*holds*), 40
   durante quanto tempo se deve manter, 63-64
   escolha do lado esquerdo ou direito do corpo para manter, 138
tornozelos
   Fluxo Estômago para os, 78
   Fluxo Vesícula Biliar para os, 97
   SELs associadas aos 57, 59
tosse
   Fluxo Pulmão para a, 73
   prescrição do Jin Shin para a, 205

Touch of Healing, The (O Toque de Cura) (Burmeister e Monte), 13i
Transformação (SEL 16), 57
transplante do coração, pacientes de, 35
transtorno de estresse pós-traumático (TEPT), 39, 48
trauma emocional, 208
   Respirações Divinas, 48
tristeza, 43
   Fluxo Intestino Grosso para a, 76
   Fluxo Pulmão para a, 73
   minifluxo para a, 112
   prescrição do Jin Shin para a, 209
   sistema de Profundidades coloridas e, 60
tronco (parte do dedo), 44
Tucker, Daniel, 9
túnel do carpo, rapidinho para o, 133

urinar na cama, 210

verde (Terceira Profundidade), 60-61
vermelho (Quinta Profundidade), 61
vermelho-escuro (Sexta Profundidade), 61
vertigem, 90
vesícula biliar
   Fluxo Fonte Central Principal para a, 65
   Fluxo Supervisor para a, 69
virilha, dor na, 90
viroses, rapidinho para, 130

voz
    Fluxo Fonte Central Principal para
        a, 65
    SELs associadas à, 56
www.jinshininstitute.com, 215

xintoísmo, 32

yoga, 39, 105

zen, 31
zumbido
    Fluxo Umbigo para o, 95
    prescrição do Jin Shin para o, 211